こころとからだにおいしい

パワーフルーツハンドブック

フィトケミカル　植物の力

Power Fruits Handbook

田中伸義
Nobuyoshi Tanaka

ATパブリケーション

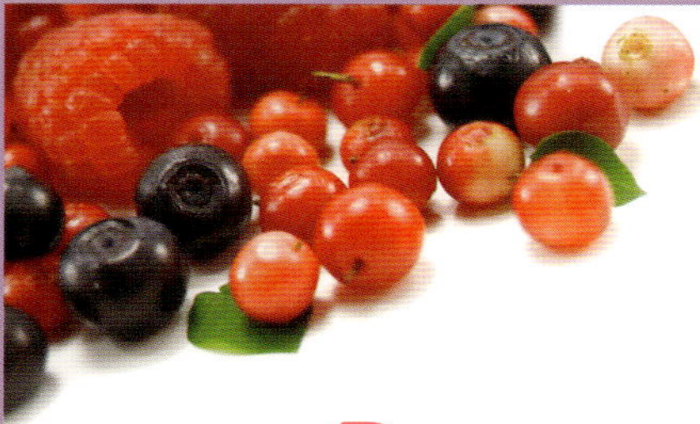

Power Fruits Handbook

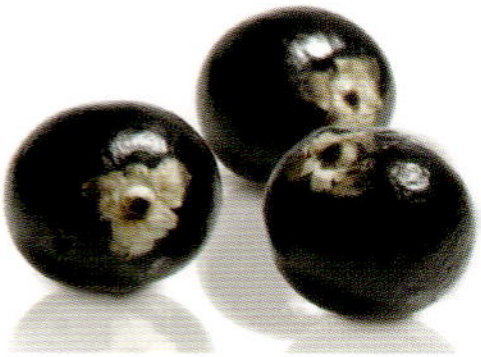

パワーフルーツで、
あなたもイキイキ健康ライフを！

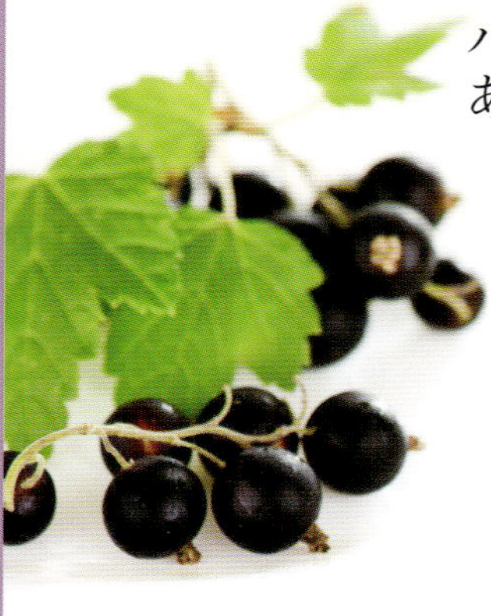

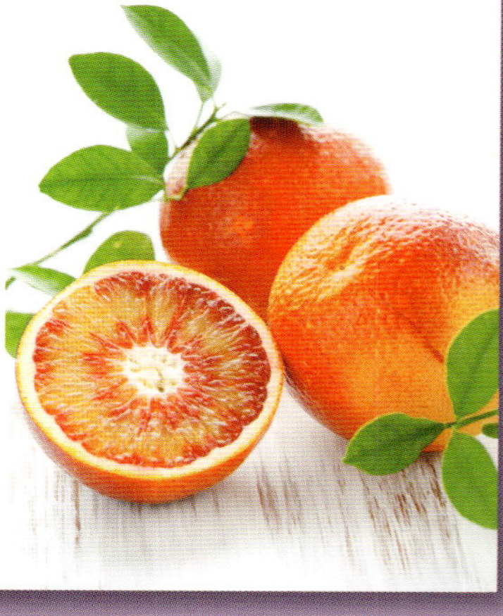

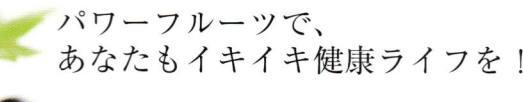

はじめに

フルーツは太陽と大地からの贈り物です。

太陽の光を浴び、大地のミネラルで育ったフルーツには、元気を生み出す力があります。

季節によって自然から生み出されるフルーツは、その味、色、香りなど、生きるうえで潤いをもたらしてくれます。

近年、フルーツは女性を中心に大変好まれていますが、日本人全体を見ると、まだまだ摂取量は少ないと思います。

世界各国での果物摂取量は1日平均170グラム、先進国での平均は236グラム。それに対して日本の摂取量は143グラムと、世界の果物摂取量を見ると、日本の低さは歴然です。(FAO「FAOSTAT」)

先進国では、なぜ果物がたくさん食べられているのでしょうか。また、日本人が果物離れしている原因には、果物に対する誤解があるように思います。この本ではそれを解説していきます。

私は、これまでフルーツの栄養素、ミネラルやビタミンについて研究を重ねてきました。

本書では、私が出会ってきた33種類のパワーフルーツを紹介すると共に、簡単で美味しいレシピも紹介していきます。

「果物の魔法」であなたはもっと輝きます。フルーツの持つパワーを積極的に取り込んで、健康な身体作りをしてください。

パワーフルーツ研究家　田中伸義

こころとからだにおいしい
パワーフルーツハンドブック

もくじ

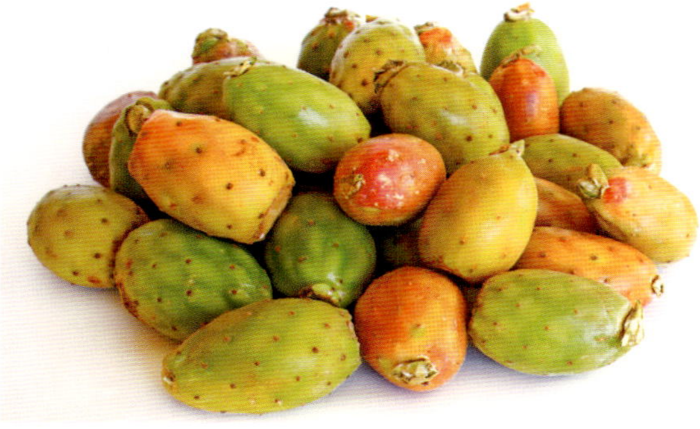

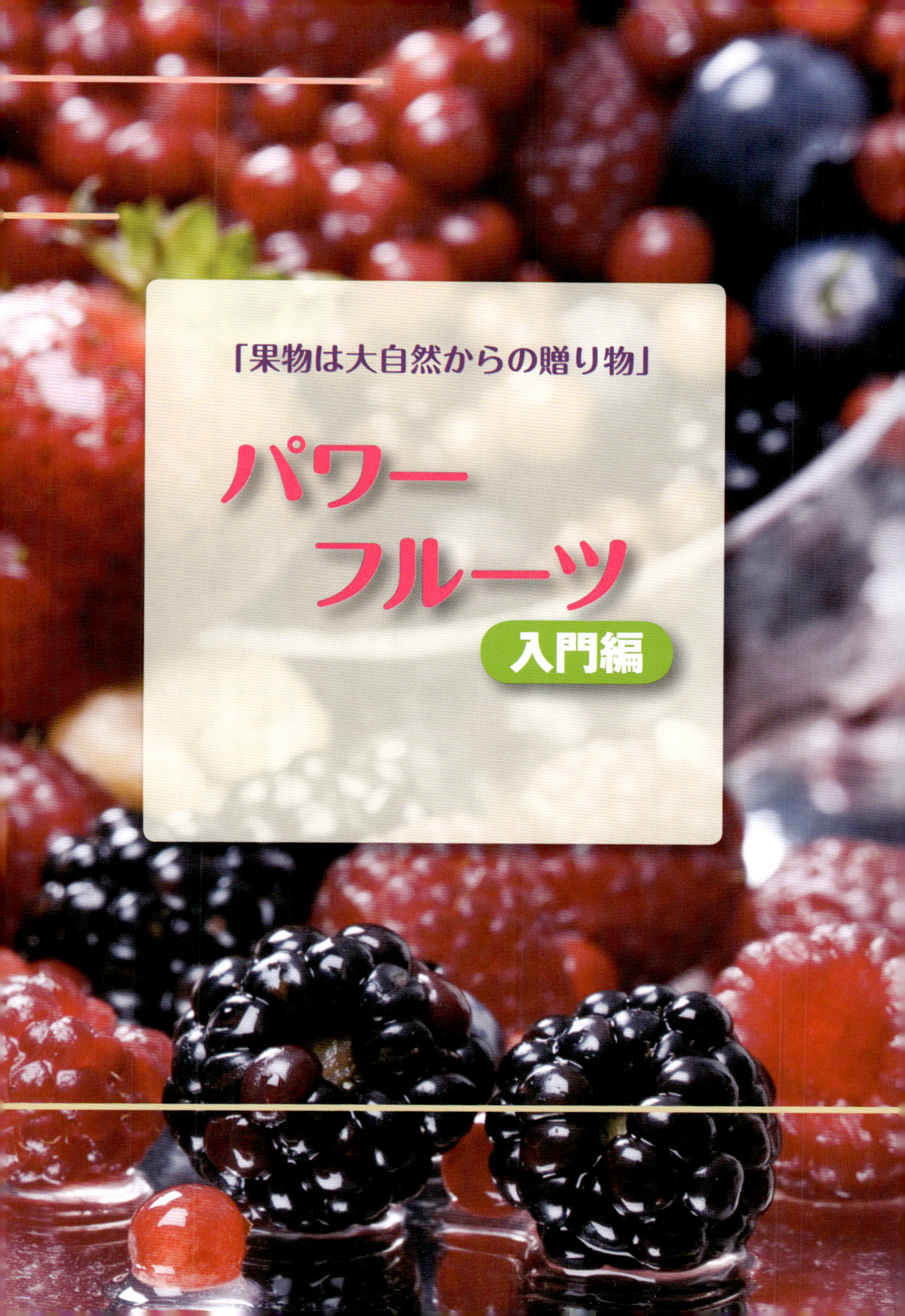

「果物は大自然からの贈り物」

パワーフルーツ

入門編

フルーツの力とは

果物は大自然からの恵みです。太古から人間の喉を潤し、目を楽しませ、味覚を喜ばせてきました。

多くの果実には不飽和脂肪酸、アミノ酸、ビタミン、ミネラル、酵素、繊維質が豊富に含まれています。人間の身体を形成する上で欠かせない栄養が特に多く含まれている果物を、私はパワーフルーツと呼んでいます。

人間の身体は成人で約73兆個の細胞で構成されています。そして細胞は、早い腸の細胞では24時間、硬い骨では数年、体全体では約7年でほとんど新しい細胞に入れ替わるといわれています。新しい細胞は、新品ですから、わざわざ古びた細胞を再生させなくても良いのにと思いますが、大抵は古びた細胞を作り直しています。

これは、人間は常に新しく生まれ変わる力を持っているのですが、現代の社会のストレスや地球の環境汚染、食品添加物などのさまざまな影響によって、体内に活性酸素が必要以上に増え、免疫のバランスが崩れてしまい、健康な細胞を作り出せないためだといわれています。

細胞が必要としている栄養は、不飽和脂肪酸、アミノ酸、ビタミン、ミネラル、酵素です。これを効率よく摂取することができるのが果物です。過酷な地球環境に適応して生き延びてきた植物の秘めた力が現代科学の研究によって次々と明らかになっています。

フルーツはダイエットの味方

ダイエットをする女性たちは、もっと果物を食べて欲しいのですが、カロリーが高いから果物はだめと考えている女性が多いのです。

確かに、果物よりもカロリーの低い野菜はあります。リンゴのカロリーとカボチャはほぼ同じですが、カボチャは生で食べることはありません。ゆでるだけで、カロリーはぐんと高くなります。例えば、落花生、ニンニク、枝豆などは、リンゴよりもカロリーが高い野菜です。こ

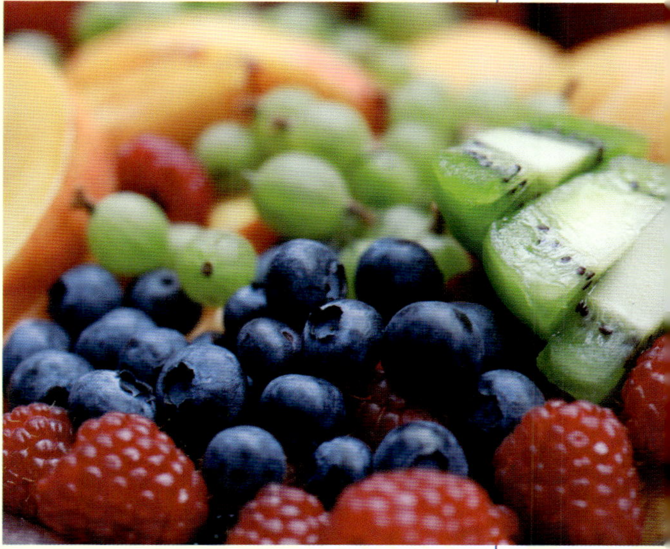

ういった野菜は、そのままで食されることはまれで、調理をする過程でカロリーは高くなるのです。

果物は生食が一般的です。果物と野菜のカロリーは同じであっても、調理法が加わることで、野菜の方のカロリーが高い場合もあるのです。果物の方が野菜よりもカロリーが高いというのは誤解なのです。

また、果物は甘いためにダイエットに不向きとも考えられがちです。ダイエット本の中にはケーキと同じ扱いになっているものさえあります。

ケーキなどお菓子のカロリーが高いのは、脂肪分が多いためで、もちろん砂糖などによる影響もありますが、それを同じく甘いから果物もカロリーが高いだろうと決め込んでしまったためです。

また、甘みは味覚で感じるものです。一方カロリーは、吸収されエネルギーとなるものをいいます。果物のおいしさは、単に甘みだけではなく、酸味、苦みなどが複雑に組み合わさって、おいしさを作り出しています。お菓子などの甘みは、砂糖から作られるのがほとんどです。

ケーキの甘さと、果物の甘さでは含まれている糖分の量が異なっているのです。同じ量のケーキと果物を比べれば、ケーキには砂糖と脂肪分など、カロリーが高くなる成分が入っており、一方で果物は果糖のほか、繊維質や水分などが含まれています。

フルーツの秘められた力

アメリカでは、ビタミンやミネラルの補給としてサプリメントに人気が高かったのですが、飲みにくく続ける事が難しいと考える人が多く、サプリメントの代用として、フルーツに目が向けられました。

デザートというイメージではなく、ビタミンやミネラルの補給源として、フルーツジュースが注目され、中でもスーパーフルーツと呼ばれる果物が人気を呼んでいます。スーパーフルーツは、昔から民間に伝わる健康のフルーツとして知られていましたが、分析をすると、これまでのフルーツの何十倍、何百倍もの抗酸化作用を持つビタミン、ミネラルが豊富に含まれていることが分かってきたのです。

これらの果物は、フィトケミカルを作り出して過酷な環境を生き延びてきました。フィトケミカルは第7の栄養素と呼ばれ、抗酸化成分などが多く含まれています。

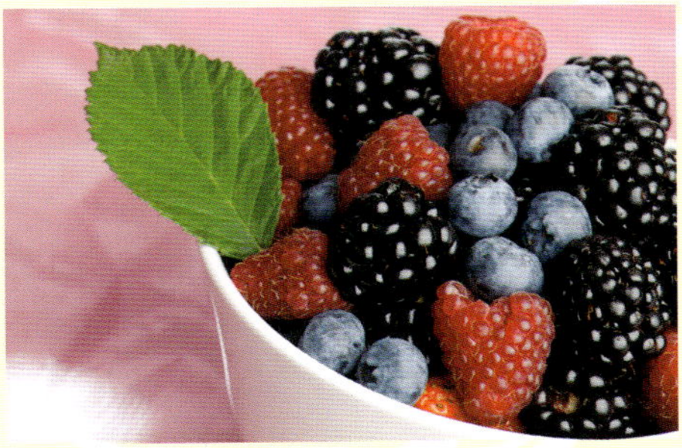

私たち人間を元気にしてくれる抗酸化性の高い果物を、本書では紹介していきます。

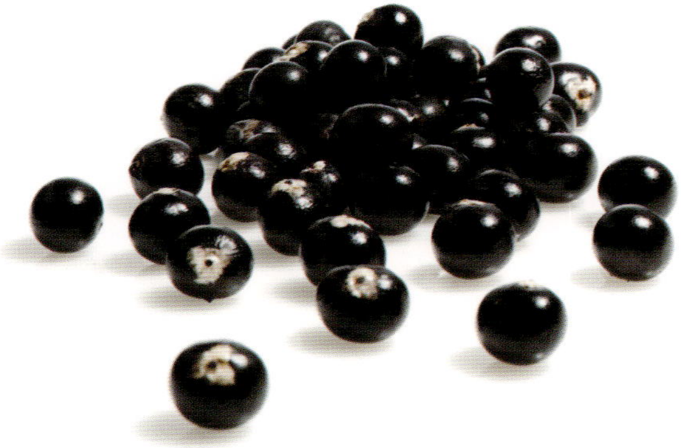

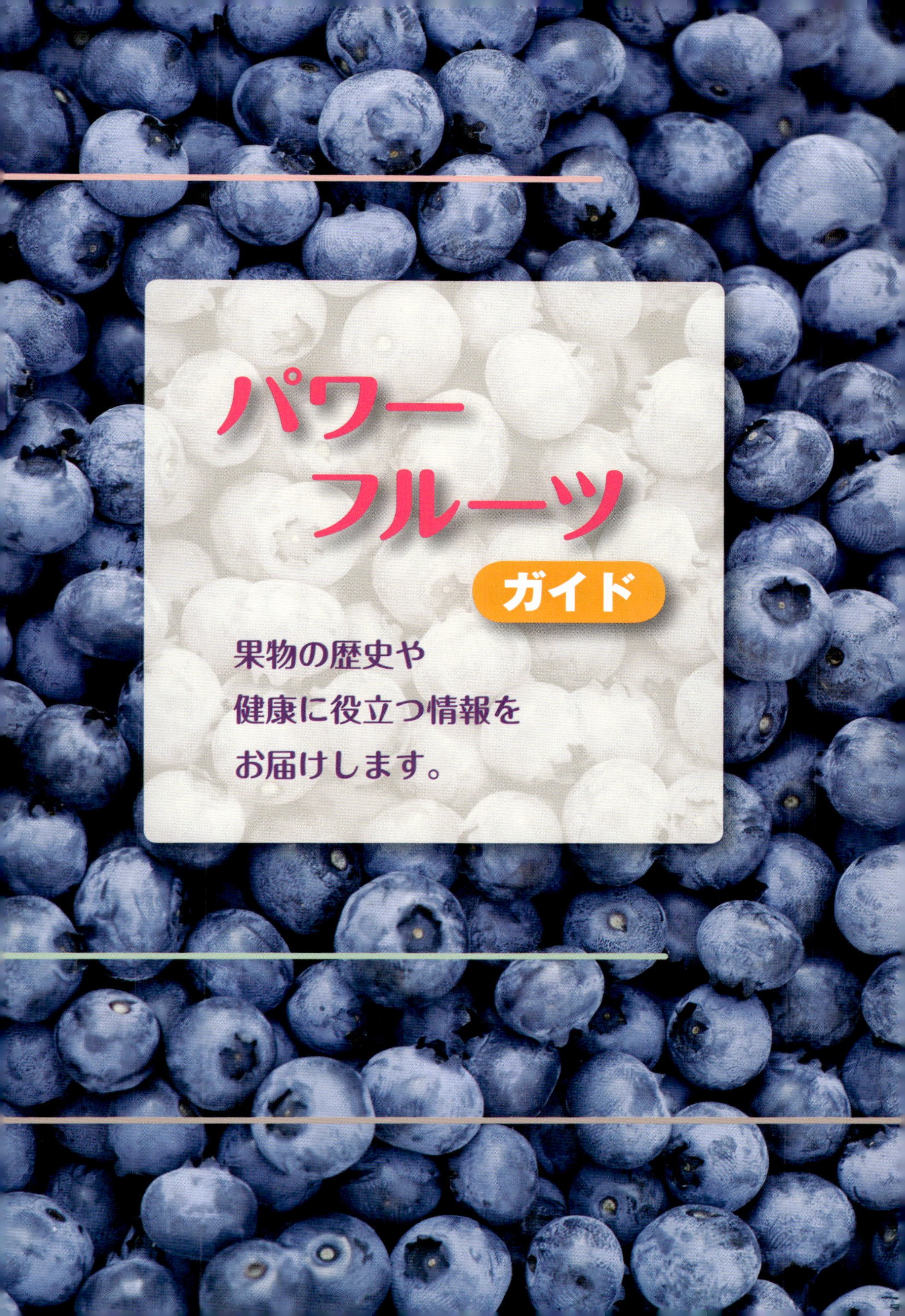
パワー
フルーツ
ガイド
果物の歴史や
健康に役立つ情報を
お届けします。

原産地 南アメリカ、アマゾン

アサイー

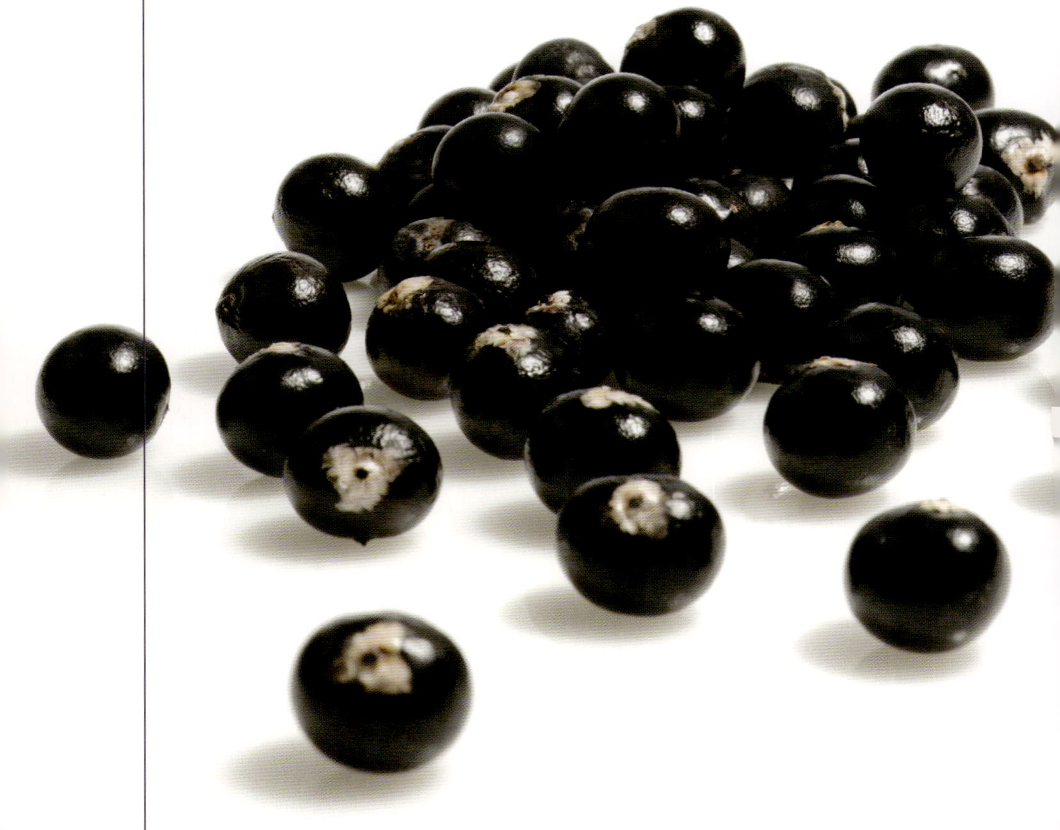

アマゾンのミラクルフルーツ
アサイーベリー

昔より先住民族の活力源となったフルーツ

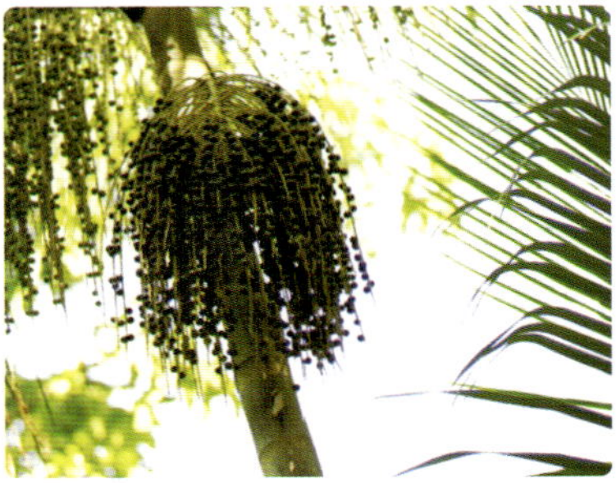

最近、注目を集めているカフェなどでもお馴染みのアサイベリーは、ヤシ目ヤシ科の植物で和名をワカバキャベツヤシといいます。
アマゾン地方を中心にした川沿いの低い湿地に生育し、樹高は20mほどになります。花は通年咲き、１年を通して収穫されますが、収穫のピークは乾季の７月から12月。１つの枝に600から900もの実をつけます。
アマゾンの先住民族の戦士たちは戦地に向かう前に必ずアサイーを食べたという伝説や、長い干ばつに襲われた部族がこのアサイーで救われたという言い伝えが残っているほど、アサイーは先住民族の生活に深く結びついていました。
アマゾンは雨期には氾濫し、幹は長い間水に浸り，乾期には強烈な紫外線が注ぎます。アサイーベリーはアマゾンの厳しい自然環境に育つ強い生命力があり、高い栄養素を育み、今とても注目されているフルーツです。

チョコとベリーを合わせたような味わい

アサイーの果実は傷みやすいので、これまでは産地で消費されていました。果実は1～1.5cmほどで、果汁は特に甘みや酸味、香りがほとんどなく、チョコとベリーを合わせたような味わいです。収穫したばかりのアサイーをすりつぶしたものは、現地の食習慣に欠かせません。
2005年頃よりアメリカで紹介され、スーパーフルーツとして注目され人気は急沸騰しました。
ハワイなどでも人気の食材です。
今日では食品の品質管理や輸送の技術が進歩し、品質を保ったままで輸出することも可能となり、日本でも冷凍ピューレや、カフェのメニューとして登場するようになりました。

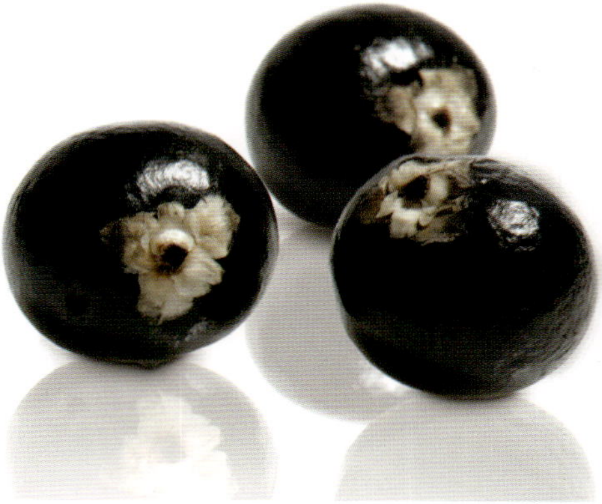

近年ではアグロフォレストリー（森林を破壊しない自然と共存するエコロジー農業）によって栽培されるようになり、収穫量も増加しています。ブラジルのパラ州で収穫量が9割を占めます。

主な効果

アサイーの実には、強い抗酸化作用のポリフェノール類のアントシアニンやリグナンの含有量がきわめて高く、ビタミンB、C、E、有機酸類、リノール酸やオレイン酸などの不飽和脂肪酸類、カリウム、鉄、カルシウム、マグネシウム、食物繊維など豊富に含みます。
アサイーに含まれるポリフェノールは100ｇ中、4000～4500mgと、その量は他のフルーツと比べてもトップクラスといわれています。
アサイベリーに含まれるアントシアニンはシアニジン-3 グルコサイドと呼ばれ、赤ワインに含まれるアントシアニン（マルビジン-3 グルコサイド）の3.5倍の抗酸化力があります。
アサイベリーは別名「アマゾンのミルク」と呼ばれます。

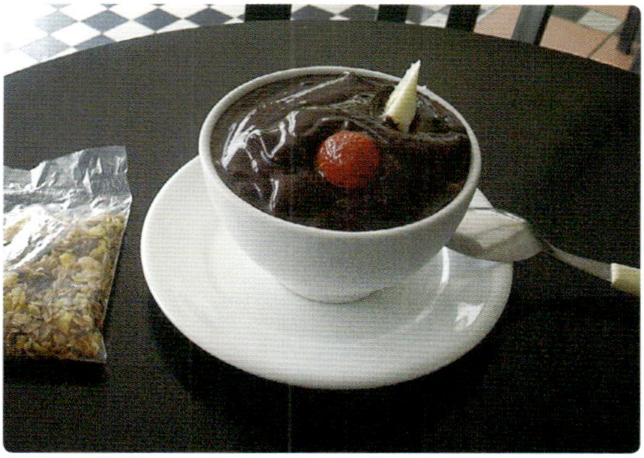

その理由は豊富に含まれているカルシウム。その量はアサイー100gあたり218mgで、牛乳の約２倍にもあたります。

またカルシウムとペアで働くマグネシウムは100g中17 mg。アサイベリーを摂ることで骨粗鬆症の予防が期待できます。

アサイベリーに含まれる鉄分は100gあたり21.8mg。なんとこれは鉄分が豊富なことで知られる牛レバーの５倍、生のプルーンの100個分です。免疫力アップ、貧血予防にも役立ちます。

アサイベリーにはオメガ系必須脂肪酸オレイン酸、リノール酸といった「不飽和脂肪酸」が豊富に含まれています。

リノール酸の５倍のオレイン酸が含まれており、この比率はオリーブオイルに近い割合といわれます。

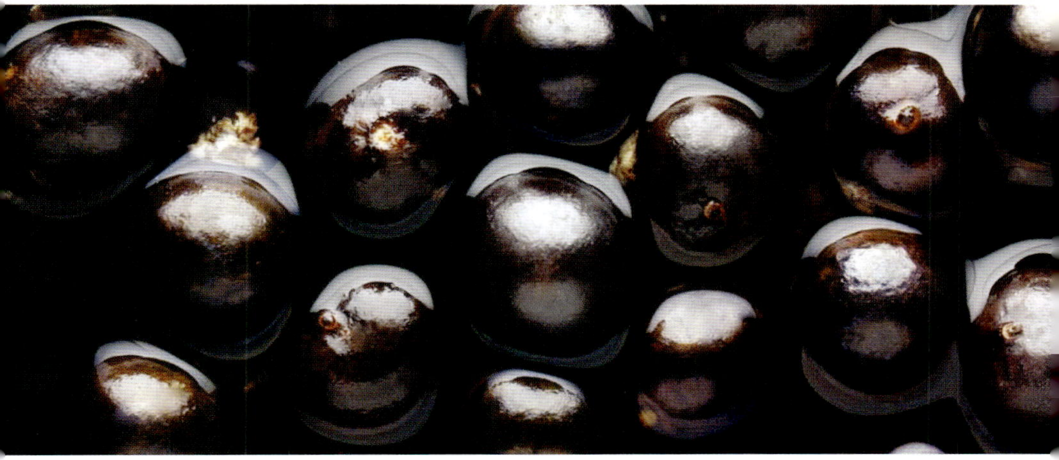

原産地　西インド諸島、南アメリカ

アセロラ

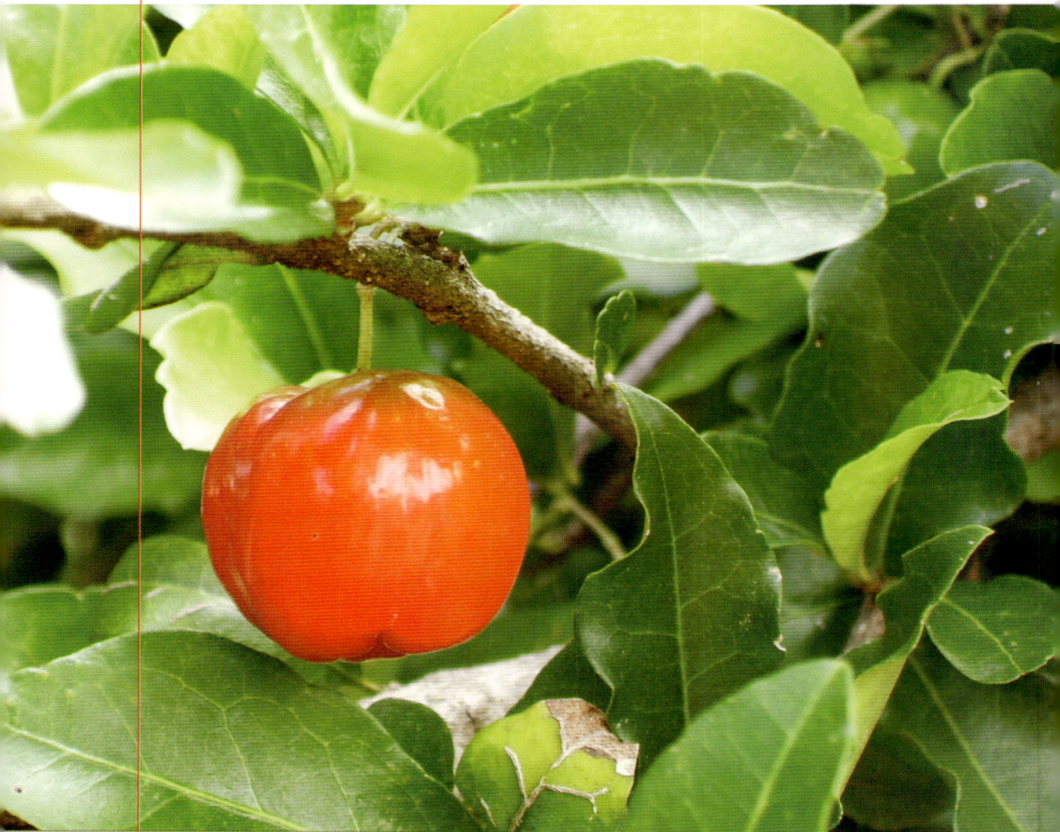

南国の風に揺れる
真っ赤なアセロラはビタミンCの宝庫

昔からアセロラで元気回復

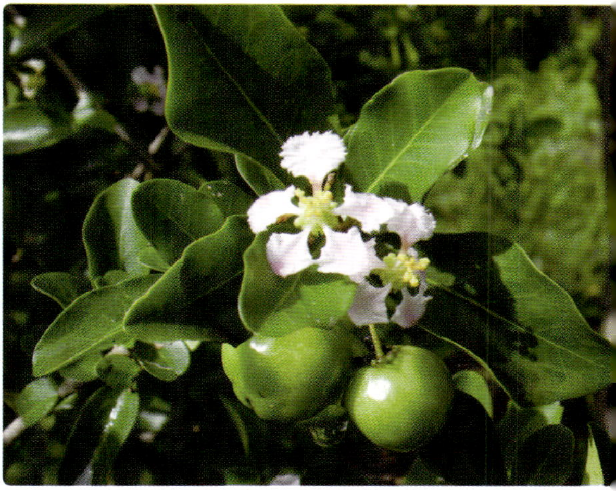

アセロラといえば、豊富なビタミンCを含むフルーツとして有名です。

アセロラは、西インド諸島原産のヒメハギ目キントラノオ科の高さ２ｍほどの常緑低木で、サクランボのような形の果実です。その形から西インドチェリー、バルバドスチェリーとも呼ばれ、昔からアセロラを食べることによって元気を回復していたといわれます。

15世紀の大航海時代にスペイン人やイギリス人によって世界に広がっていきました。アセロラはブラジルなどの中南米や、カリブ海、ハワイ、グアム、ベトナムなどで栽培が盛んです。国内では、沖縄や鹿児島などで栽培されています。1958年に当時ハワイ大学農学部だったヘンリー仲宗根博士が沖縄県本部町に持ち込み、国内で栽培されるようなったそうです。

甘酸っぱくリンゴに似た香り

真っ赤なアセロラの実は、甘酸っぱくリンゴに似た香りがします。皮は柔らかく生で食べるのが一番美味しいのですが、デリケートな果実で収穫後2～3日で傷み始めるため、なかなか産地でしか生の果実は食べられません。最近では、生のアセロラを沖縄より冷蔵で家庭に直送販売もされはじめました。５月に収穫が始まり、10月までに何回も収穫されます。

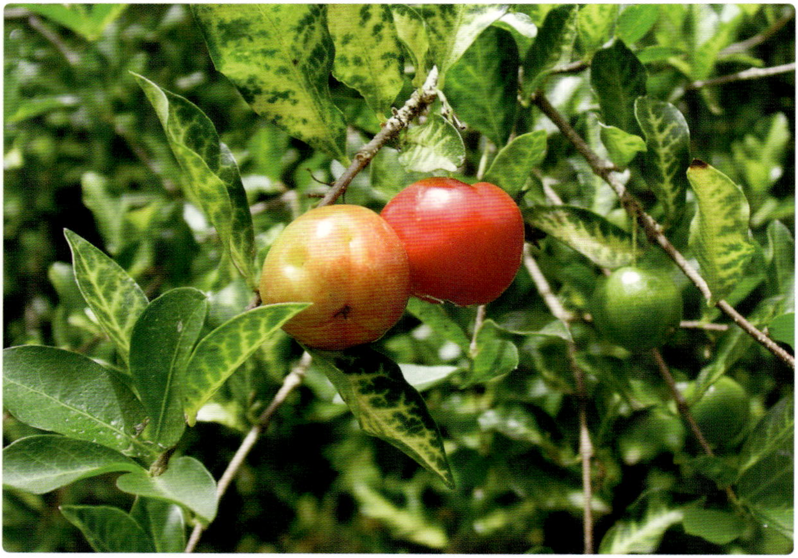

主な効果

アセロラの実には、ビタミンC・B1・B2、E、β-カロテン、葉酸、カリウム、リン、銅、強い抗酸化作用のポリフェノール類のアントシアニン、フラボノイドのケルセチンなどが豊富に含まれています。

美肌を作り、風邪予防に効果のあるビタミンCの含有量は果物のなかでもトップレベル。100g当り1,000～2,000mgものビタミンCを含み、レモンに置き換えると約20個分以上といいます。

このアセロラに含まれるビタミンCの90％が還元型と呼ばれるもので、

体内で利用しやすいのが特徴です。コラーゲンの生成や免疫力を高め、抗ストレスホルモンの分泌、体内の酸化防止、発ガン物質の合成の抑制、生活習慣病の予防、鉄や銅の吸収を助けて貧血を防ぎ、疲労回復などが期待できます。

また、ビタミンCのメラニン色素の沈着を防ぐ働きに加えて、アセロラに含まれるポリフェノールも、メラニン抑制の働きがあることがわかってきました。お肌のトラブル撃退に頼もしい味方です。

アセロラに含まれるポリフェノールは、アントシアニン、シアニジン、ペラルゴニジン、さらにケルチセン、ロイコシアニジンなどによって構成されていることが確認されています。ブルーベリーでお馴染みのアントシアニンは視細胞のたんぱく質の再合成を助け、眼精疲労の回復や血液循環の流れを良くし、肝機能を助ける働きもあるといわれています。

抗酸化作用のあるビタミンCをはじめその他の成分との相乗効果で多くの健康効果が期待できます。

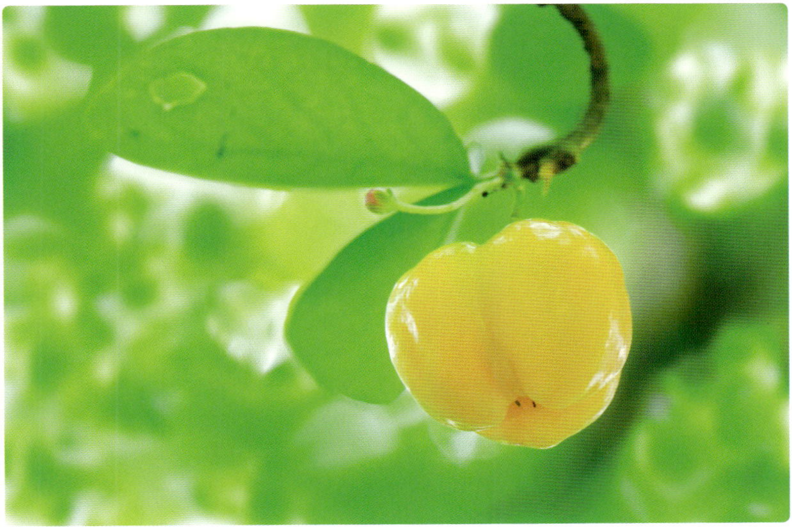

原産地 北アメリカ

健康食品として、
注目されている果物アロニア

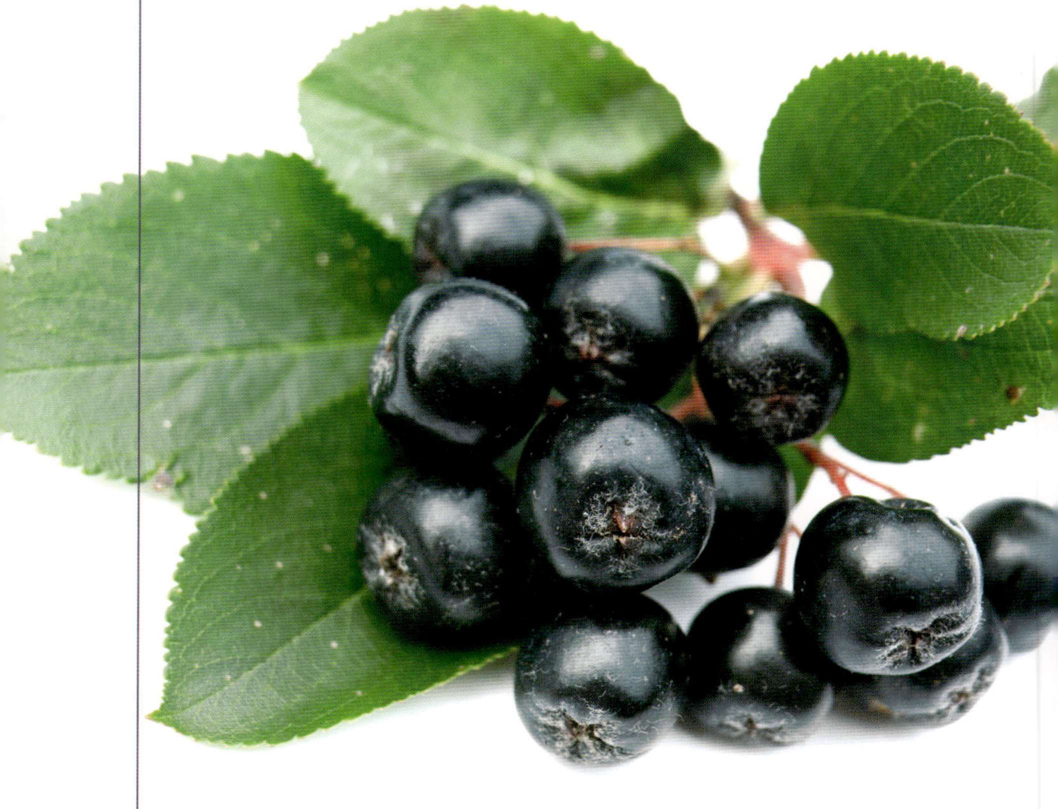

アロニア

ロシアでは黒実のナナカマドと呼ばれる

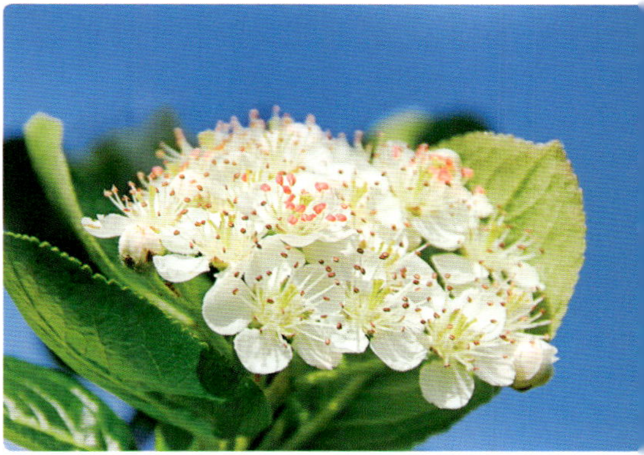

アロニアは、ロシアで「黒実のナナカマド」と呼ばれ、ロシア、北欧では古くから親しまれてきました。

日本ではカマツカに似ているので、セイヨウカマツカとも呼ばれています。英語名はチョークベリー。

北アメリカよりヨーロッパを経て，その後ロシアに渡り，品種改良が進められ広く普及しました。

アロニアは北アメリカ原産、バラ科アロニア属の樹高1.5mほどの落葉低木で、６月にナシの花に似た白い小花を咲かせ、９月にブルーベリーに似た1cmほどの紫黒色の果実が熟します。

耐寒性、耐暑性がともに強く冷涼な地域で生育します。

日本では1976年にソビエト連邦（ロシア）から種子が導入され、農林水産省果樹試験場で栽培が開始されました。現在では北海道や岩手県などを中心に栽培されています。

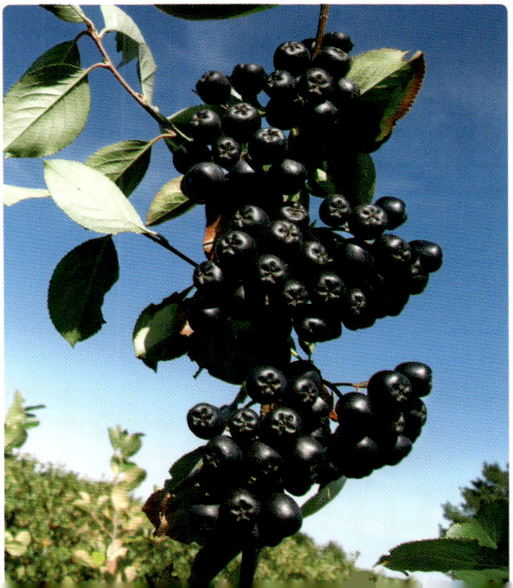

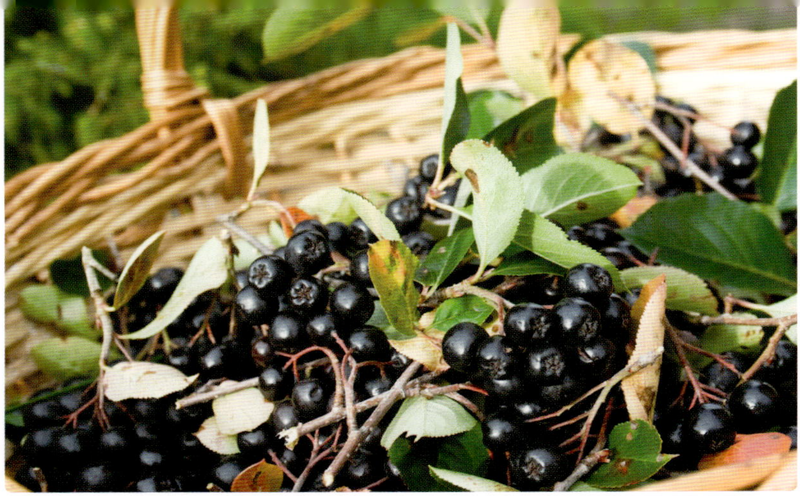

北海道ではスイーツで活躍するアロニア

果実はとても渋いとされていますが、品種によっては、糖度は13％以上あるものもあります。主にジャム、ジュース、お菓子などに加工され、販売されています。北海道のベリーではハスカップが有名ですが、アロニアやサジーのお菓子も誕生し、健康食品やスイーツでも活躍しています。

主な効果

アロニアの果実には、ビタミンC・B1・B2・E・β-カロテン、食物繊維、葉酸、強い抗酸化作用のポリフェノール類のアントシアニン、フラボノイドのケルセチン、カロテノイドのβ-クリプトキサンチンなど豊富に含んでいます。

アントシアニンは、ブルーベリーの2〜3倍も含まれ、β-カロテン、食物繊維も多く、β-カロテンはトマトの約1.4倍、食物繊維はバナナの約6倍も含まれています。

アントシアニンは、視神経の働きを支えているロドプシンという色素の再合成を促し、ロドプシンの働きを活性化させることで目の疲れを改善し、視力の回復を促します。
また、血小板の凝固を抑えて血液をサラサラにするため、毛細血管の保護・強化作用、血液循環の改善が期待できるといわれています。
さらに、強い抗酸化作用をもつアントシアニンは、ビタミンC・E、フラボノイドとの相乗効果で、それぞれの抗酸化能力がより強く発揮され、免疫力を高め、生活習慣病予防、がんの予防、アレルギーの抑制作用、抗ストレスが期待されます。
ちなみにアントシアニンとビタミンCを一緒に摂取することで、抗酸化作用が5倍にもなるという報告もあります。
アロニアに含まれるβ-クリプトキサンチンはカロテノイドの一種で、他には温州みかんの皮に多く含まれています。最近の研究ではがん予防効果が期待できることがわかってきました。食物繊維は、コレステロール低下作用、整腸作用、便秘解消に効果があり、大腸がんの予防にも有効です。

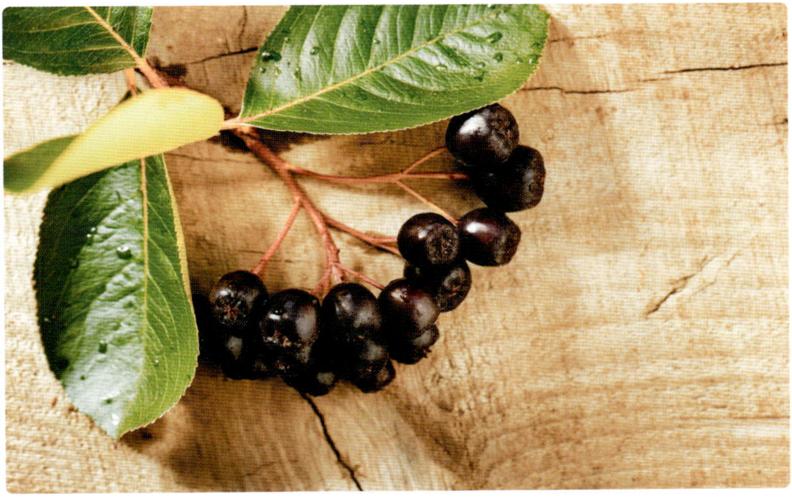

原産地 北アメリカ、チリ、オランダ

イチゴ

全国で数多くの品種が生産される 大人気フルーツのストロベリー

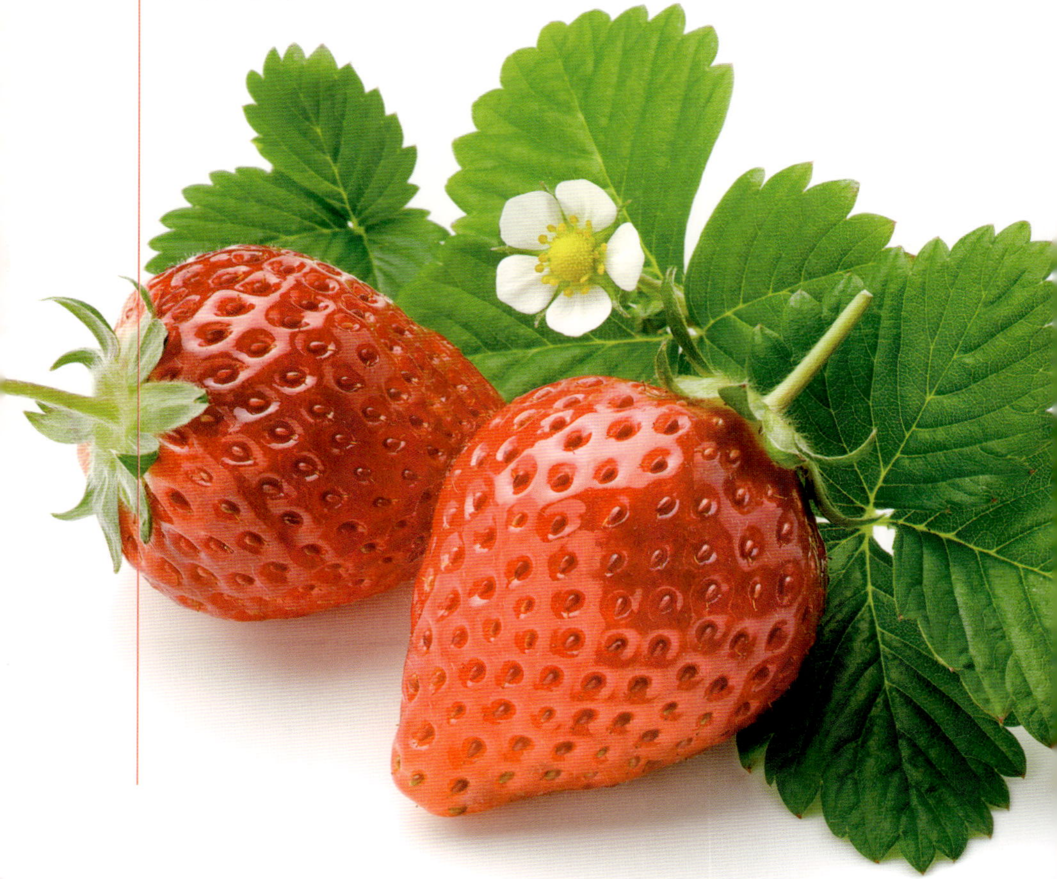

万人から愛されるストロベリー

万人から愛され、人気の高い果物のひとつであるストロベリー。美味しくて可愛らしいその姿には天然の抗酸化物質であるビタミンCをはじめ身体に必要なたくさんの栄養素が含まれています。

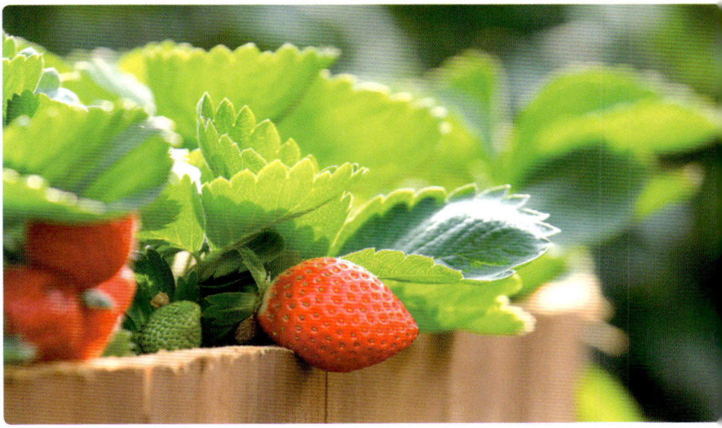

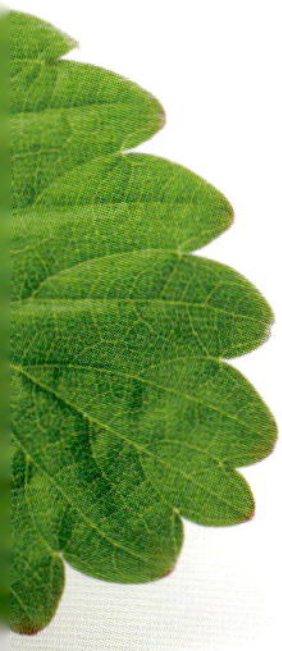

日本ではオランダ人により江戸時代後期に伝わりましたが、本格的に広まったのは明治時代以降といわれています。「オランダイチゴ」と呼ばれ、ヨーロッパにおいて北米産のバージニアイチゴとチリ産のチリイチゴが自然交配し、大きな実をつけたものがこの「オランダイチゴ」のもとになったそうです。

バラ科のイチゴ科に属する常緑多年草で、日本では全国で数多くの品種が生産されています。特に栃木の「とちおとめ」、福岡の「あまおう」など甘くて大ぶりなストロベリーが有名です。

ケーキに負けない甘さの秘密

砂糖の入ったケーキに添えても、甘さで引けをとらない秘密は３種類の糖が含まれているからです。ショ糖、果糖、ブドウ糖がお互いに自然の甘みを引き出し合い、食べたときに甘さをいっそう感じることができるのです。また、甘酸っぱいイチゴの酸味の正体はクエン酸とリンゴ酸。これらは疲労回復に役立つ成分です。

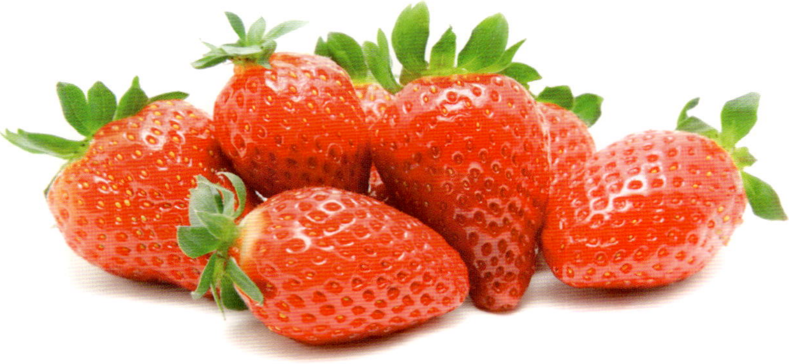

主な効果

ストロベリーは、ビタミンC・B1・B2、葉酸、カリウム、鉄、有機酸、食物繊維、キシリトール、強い抗酸化作用のエラグ酸、ポリフェノールのアントシアニン、フラボノイドのケルセチンなどを豊富に含みます。
ストロベリーはその90%が水分ですが、様々な栄養素が含まれています。カロリーは低く、自然のサプリメントといえるでしょう。
美肌をつくるため、また風邪予防に効果のあるビタミンCの含有量は果物のなかでもトップレベル。生のまま大きめなストロベリーを５、６粒食べれば、成人が一日に必要なビタミンCの所要量（約100mg）を摂ることができます。

血をつくるミネラル、葉酸も100ｇ中90μｇと豊富に含まれ、貧血気味の人や妊娠を計画している人には意識して摂ってもらいたい果物です。また、葉酸が不足すると心筋梗塞や狭心症を引き起こす可能性が高まるといわれています。アメリカでは、葉酸の摂取量の少ない人ほどアルツハイマー型認知症になる確率が高いという研究結果もあります。

そして、あまり知られていないのがストロベリーにはキシリトールも含まれているということ。最近、虫歯予防になるとよく耳にするようになりましたが、ストロベリーを食べることでその効果が期待できます。

実はストロベリーの赤い「実」と思って食べている部分は果実ではありません。偽果と言い、花の付け根(花托)が変化したものです。その表面についている粒々の種のようながものが実で、その中にごく小さな種子が入っているのです。

この粒からとれたストロベリーシードオイルは天然のビタミンＥとも言われるγートコフェロールを大量に含み、紫外線のダメージから肌を守る効果があるそうです。顔も身体も髪もケアできる新しい美容成分として注目されています。

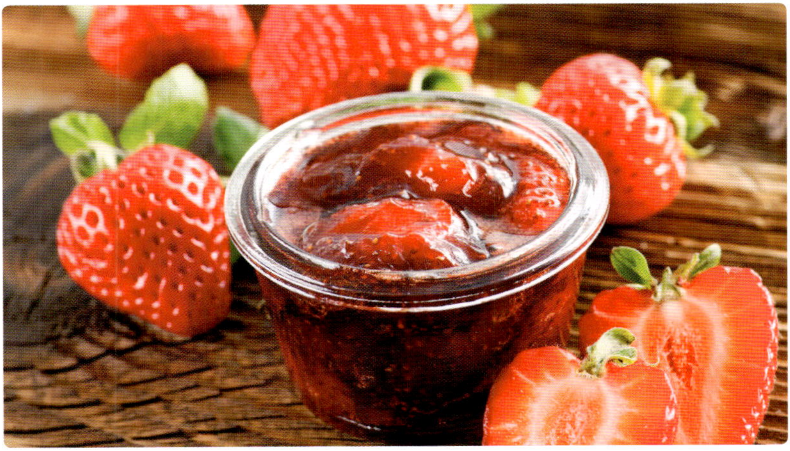

cactus・tuna・cactuspear

原産地　北アメリカ、チリ、オランダ

ウチワサボテン（ノパル）・トゥナ

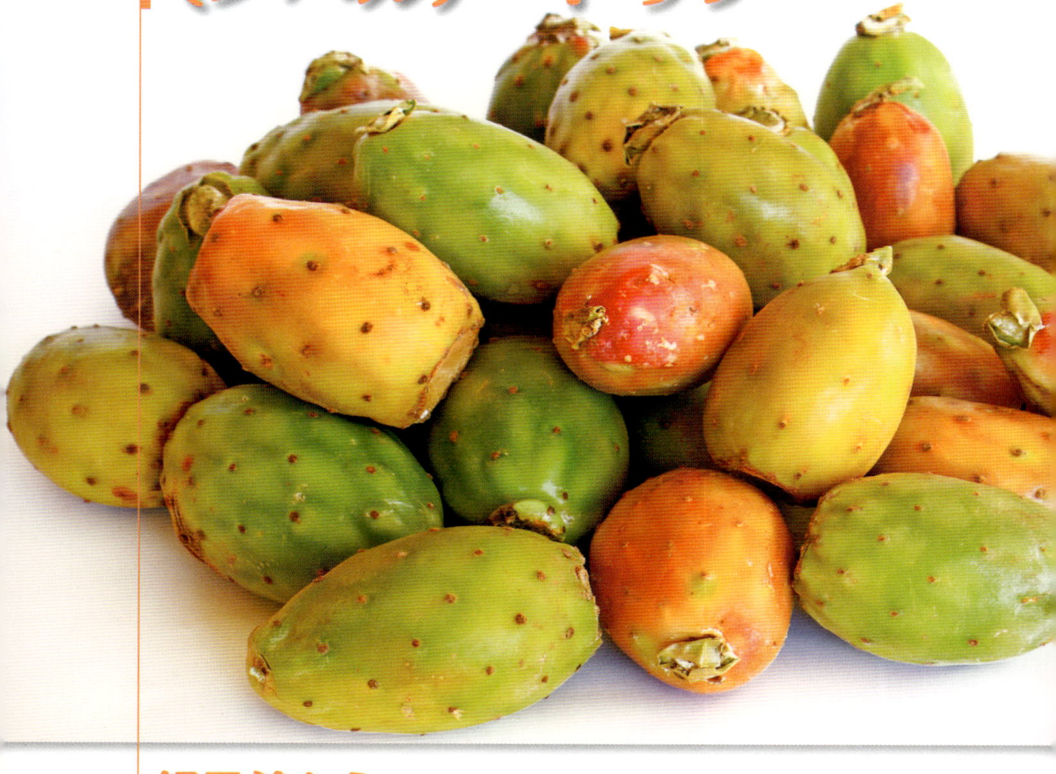

紀元前から
メキシコの人々の健康を支えた
サボテンから生まれたフルーツ

ウチワサボテンの果実、トゥナ

メキシコで広く健康野菜として知られるウチワサボテン(ノパル)は、豊富な食物繊維とミネラル、ビタミンを含み、生命を支える貴重な食物として珍重されてきました。

トゥナとはウチワサボテンの果実の名称でウチワサボテン属のノパルの果実。メキシコの特徴的な気候の中で育ち、雨季の8月頃に収穫時期を迎えます。中南米からヨーロッパの国では一般的に食べられており、メキシコでは同じようにサボテンの実であるドラゴンフルーツとともにポピュラー。カクタス・ペア(サボテン梨)と呼ばれることもあります。メキシコの街ではトゥナ売りをよく見かけることができるそうです。

トゥナの実はだいたい6～8cmの握りこぶしくらいの大きさになりますが、もちろんサボテンなので棘があり、棘をとって皮をむいてから食べます。果肉は赤や黄色をしています。ザクロのように小さな固い種が多いのですが、みずみずしく甘みも強く生でそのまま食べたり、種をのぞいてジュースにしたり、ジャムやゼリーなどにすることも多いそうです。メキシコ料理ではサラダ、酢漬け、スープ、ステーキ、デザートなど広く使われます。また食材だけでなく石鹸やローションなどにも加工品や原料として利用されています。

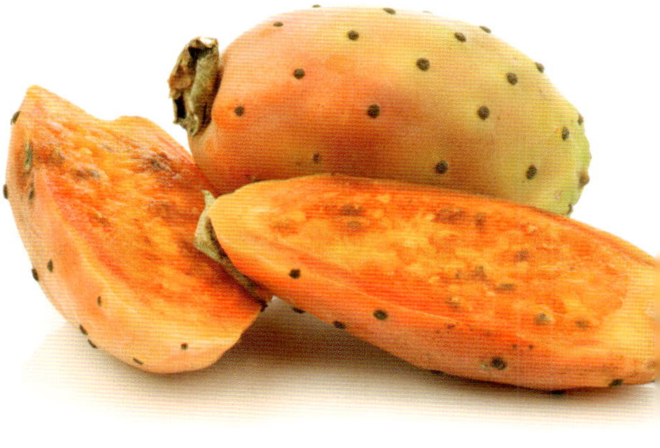

古代アステカ時代からの民間薬

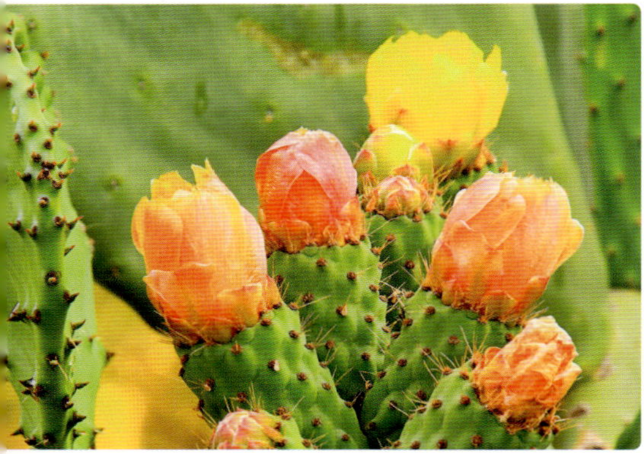

トゥナは天然のエネルギーといわれ紀元前からメキシコの人々の健康を支えていました。
トゥナの実がつくノパルも同様にミネラルやビタミンを多く含む野菜として古くからメキシコの生活になくてはならないものでした。乾季には水が不足し、寒暖の差が激しい土地でたくましく育ってきたノパルは古代アステカ時代から解熱、糖尿の予防、便秘などを改善する民間薬としても使われてきたそうです。
メキシコでは自然にノパルが群生していますが、食用としてのノパルの品種が約20種、トゥナを収穫するために栽培するノパルが約12種あるそうです。

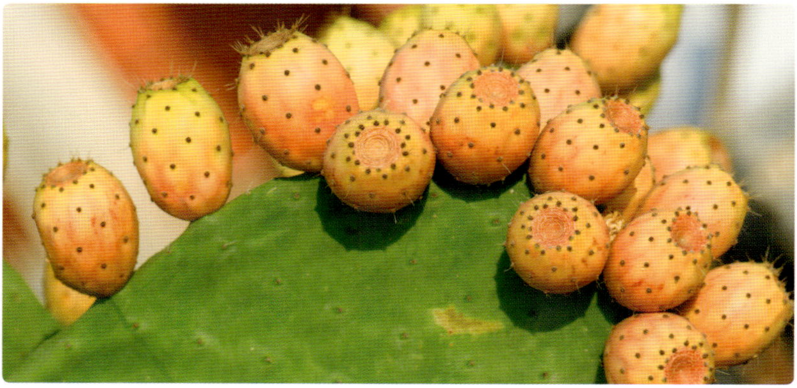

主な効果

トゥナにはビタミンA・B1・B2・B6・C、β－カロテン、ナイアシン、葉酸、カルシウム、マグネシウム、リン、カリウム、亜鉛、銅、アミノ酸、食物繊維、フラボノイドのケルセチンなどが豊富に含まれ、非常に栄養価の高いフルーツです。

トゥナには特にカルシウム、リン、カリウムの含有量が豊富で、ビタミン、ミネラルも豊富に含んでいます。

ノパルはミネラルやビタミンを多く含む野菜として、現在も栄養素の研究が進み、食物繊維、カルシウム、カリウムを中心としたミネラルやビタミン、必須アミノ酸を含む18種のアミノ酸が含まれていることがわかってきました。

糖尿病の予防や改善、免疫の強化、腸内環境の改善、アレルギー症状の改善など様々に効果があるといわれています。水溶性・非水溶性食物繊維をバランスよく含んでおり、体内に吸収される脂肪を抑え、脂っこい料理とノパルを食べれば余計な脂肪分を排出しやすくなり、カロリーが低くダイエットにも効果が期待できるでしょう。

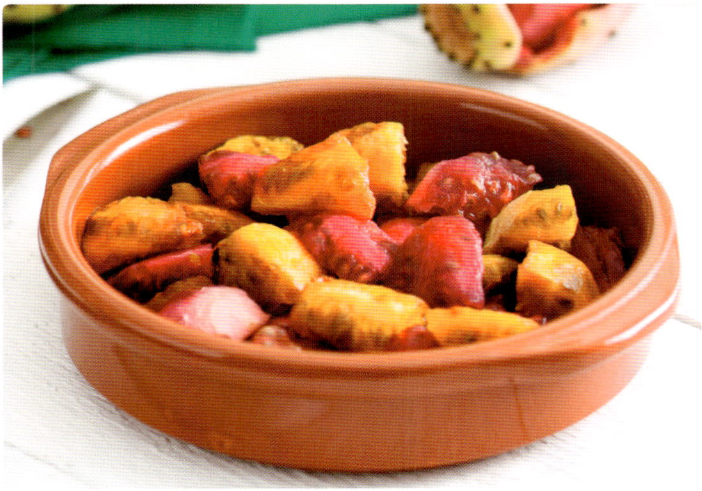

原産地　南アメリカ、ペルー、アマゾン

カムカム

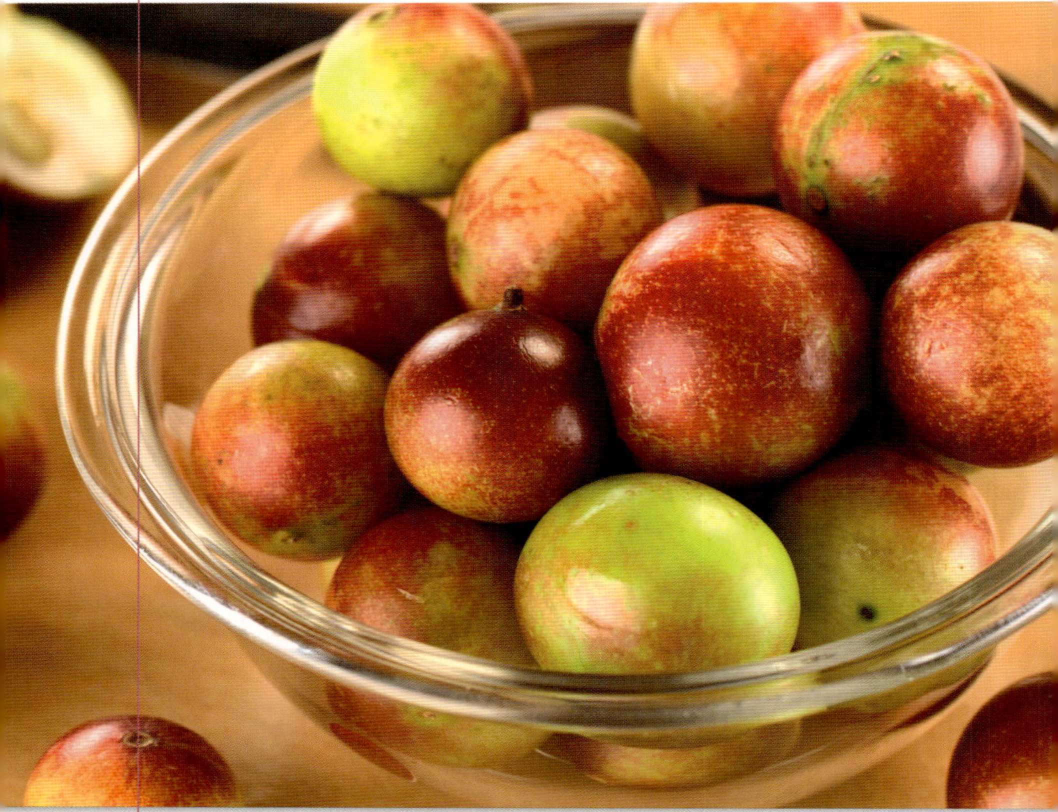

アマゾンの生命力を宿す
カムカムフルーツ

世界で一番ビタミンCを多く含む

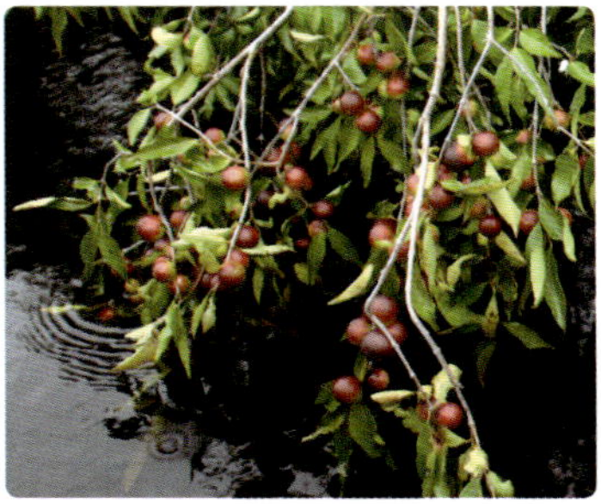

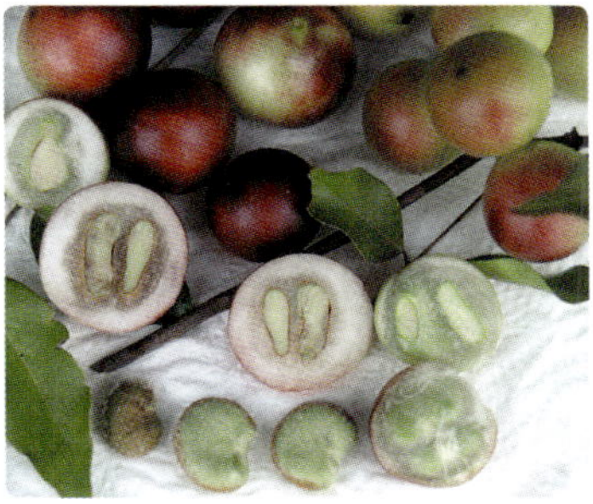

カムカムはフトモモ目フトモモ科の常緑低木で、南米ペルーのアマゾン河流域で自生しています。樹高は６～８ｍほどの潅木で、果実は直径２～３cmほどの大きさです。果皮は赤くて光沢があり熟すと濃い赤紫色になります。カムカムはグアバと同じくフトモモ科の植物で、近縁な植物にはジャボチカバがあります。

カムカムはアマゾンの雨季の洪水によって4～5ヶ月間水の中に木が沈んでいても、また乾季の間の水が得られない状況でも決して枯れない、生命力のあるフルーツです。

1959年ペルー厚生省栄養研究所が、ペルーアマゾン河流域に生育している在来果樹の成分分析表を発表すると、カムカムの驚異的なアスコルビン酸の数値が世界的に注目されました。

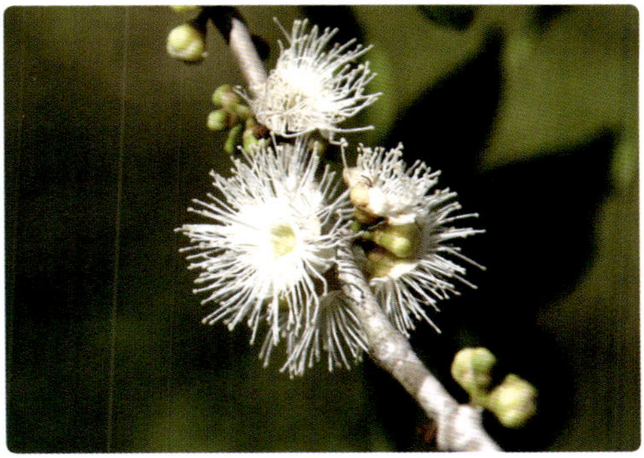

すると、野生のカムカムの利用が増え過ぎ、絶滅が危惧されるほどに。当時、ペルーでは貧困の問題からコカイン栽培が横行しており、フジモリ大

統領が不法なコカインを栽培する代わりに国策としてカムカムの栽培を推奨しました。今では栽培や販売も大々的に進められて現地の人々の生活を潤しています。

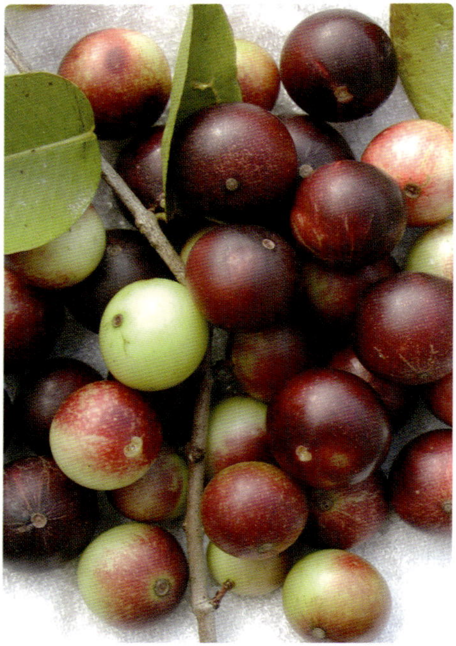

また、アマゾン川流域では森林伐採による砂漠化の問題が深刻化していますが、カムカムの栽培で森林面積が増えることが期待されています。

現地では昔から健康に良いフルーツとして、ジュースにして飲まれてきました。生の果汁は酸味がありますが、レモンほどの酸っぱさではなく、現地の女性たちは果実をそのまま食べています。日本でもカムカムジュースが販売されています。

主な効果

カムカムの果実には、ビタミンC・B2、β-カロテン、カルシウム、鉄、リン、アミノ酸、クエン酸、強い抗酸化作用のエラグ酸、ポリフェノールのアントシアニン、バイオフラボノイドも豊富に含まれています。

カムカムの果実には、100gあたり約2,800mgのビタミンCが含まれています。これはアセロラの約2倍、レモンの約60倍にあたり、世界で一番ビタミンCを多く含むフルーツです。

主要成分であるビタミンC（L－アスコルビン酸）は、他のビタミンやミネラルと違い、からだに優しい天然のビタミンCで過剰摂取による弊害などありません。摂取後２～３時間で排泄され、体内に留めることができないため、こまめに取ると理想的です。

ビタミンCの不足は健康にいろいろと影響しますが、大きなものに壊血病があります。壊血病とは、血管がもろくなり、歯茎や内臓から出血が起こり、やがて死に至る病気です。大航海時代には新鮮な野菜や果物が十分に得られなかったことから、壊血病に苦しめられることがありました。しかし、20世紀になってビタミンC不足が壊血病の原因ということがわかり、治療法も確立されました。

さらにビタミンCはコラーゲンの生成を助け、皮膚、血管、粘膜、骨を強くします。白血球の働きを強化し、自らも体内で感染を除去しながら免疫力を高めます。そのほか白内障予防、がん予防、抗ストレス、抗酸化などさまざまな働きがあります。

カムカムには、今話題の「ポリフェノール」も100ｇ当たり1400mg（赤ワインの約７倍）と、多く含んでいます。アントシアニンは視細胞のたんぱく質の再合成を助け、眼精疲労の回復や血液循環の流れを良くし、肝機能を助ける働きもあるといわれています。

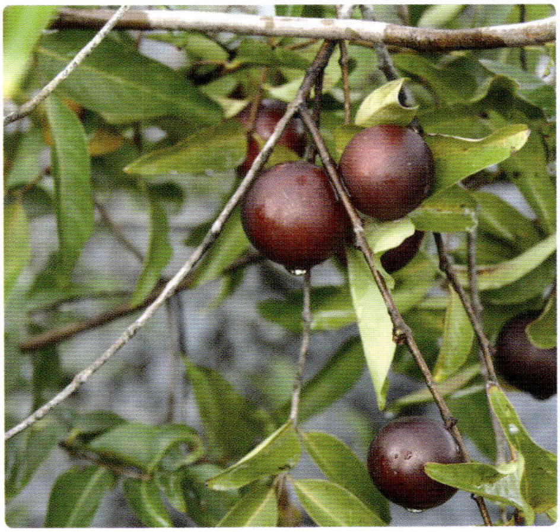

また、美白、シミ効果やそばかす対策にもなるエラグ酸も含まれています。クエン酸なども豊富に含まれているので、疲労回復にも効果があります。

原産地　中国

キウイフルーツ

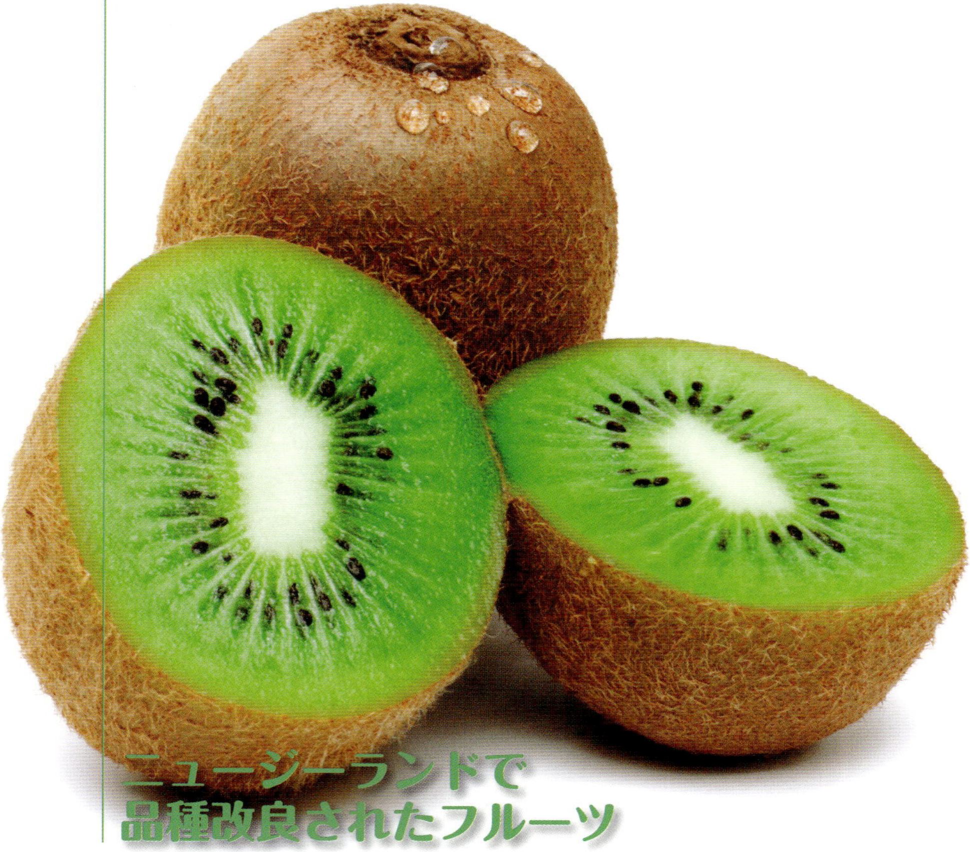

ニュージーランドで品種改良されたフルーツ

東北から北海道で見られるサルナシの仲間

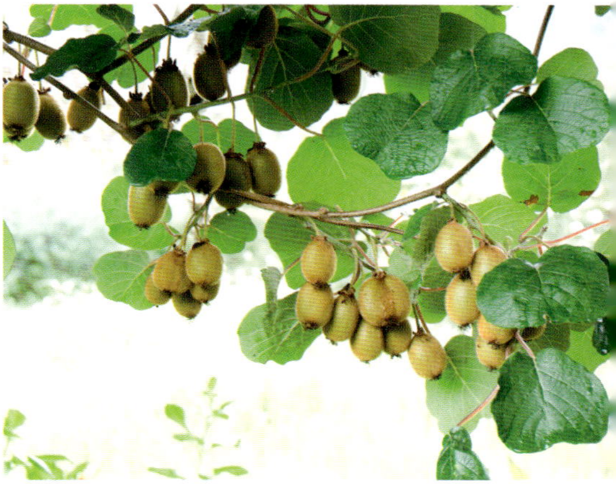

食べやすくビタミンCも豊富であるということで人気のあるキウイフルーツ。ニュージーランド産が目立ちますが、原産は中国です。うずくまった猿の姿に見えたため、獼猴桃（ビコウトウ・猿に似ているという意味）と呼ばれていました。

日本では東北から北海道で見られるサルナシと同じものです。

別名「チャイニーズ・グーズベリー」ともいいます。マタタビ種マタタビ属で中国ではかなり昔から自生していたようですが、食用として栽培はされてはいませんでした。

旅行で中国に訪れたニュージーランド人が種を自国に持ち帰り、品種改良されたのが現在のキウイフルーツの原種となりました。その後、表面のうぶ毛のような繊維に覆われた果実の姿かたちがニュージーランドを代表する鳥「キウイバード」に似ているから「キウイフルーツ」として名付けられという説もあります。

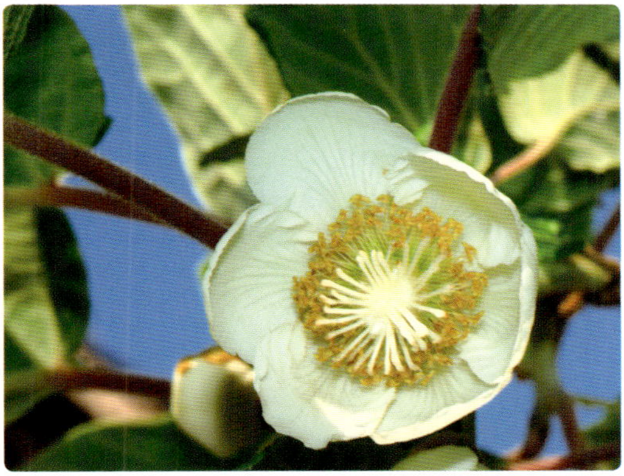

甘みの多い品種が人気

日本に伝わったのは1960年頃。日本でも栽培しやすい果実だったので国内での生産も定着します。
愛知、福岡、和歌山の生産が盛んで、12月から4月は国産のキウイフルーツが店頭に並びます。
海外､国内で生産されるキウイフルーツのほとんどが「ヘイワード」という品種ですが、黄味がかった「ゴールド」も生産量が伸びてきました。香川で自然交配されて生まれた「香緑」はサイズが大きく、とても甘いので高級フルーツとして扱われます。出まわる時期が限られていますが、ミニサイズのベビーキウイは皮ごと食べられ、酸味が少なく甘みが強く感じられます。

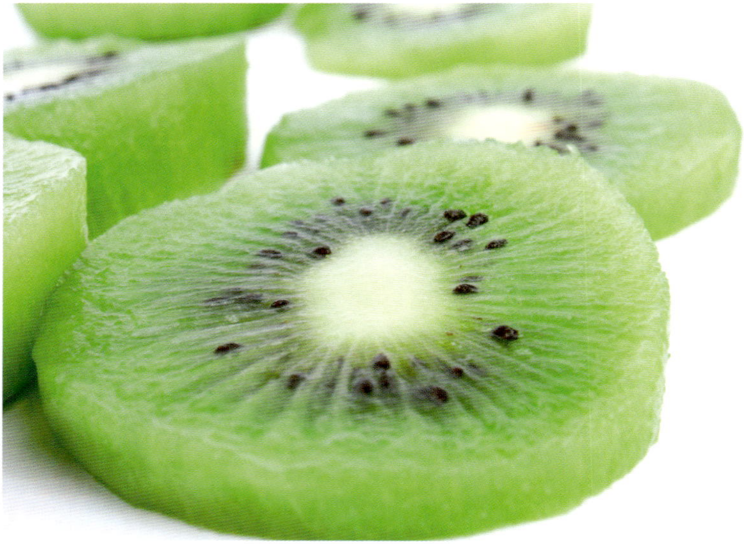

主な効果

キウイには、ビタミンC・B6・E、葉酸、カリウム、カルシウム、銅、食物繊維、クエン酸、アスパラギン酸、キナ酸、アクチニジン、強い抗酸化作用のポリフェノールなどを含んでいます。

キウイフルーツは果物の中でもビタミンCが非常に多く含まれ、1個を食べれば一日に摂るべき量がほとんどまかなえます。
ビタミンCは風邪の予防のほかコラーゲンを合成する働きがあり、美肌をつくるためには是非摂りたいビタミンです。抗酸化作用もあり、キウイに一緒に含まれるビタミンEとの相乗効果で抗酸化作用がより高まります。クエン酸とアスパラギン酸は疲労回復の手助けをしてくれます。
キウイを食べると口の中がイガイガする人もいますが、これはタンパク質を分解することができる酵素のアクチニジンが含まれているためです。肉や魚料理と一緒に食べることにより消化を促します。
肉の下ごしらえにキウイフルーツを使うと柔らかく仕上げることができます。またアクチニジンには、悪玉菌の増加を抑える働きがあるといわれています。殺菌効果の強いキナ酸も含まれています。
キウイのポリフェノールは、LDLコレステロールの酸化を阻止する強い働きがあるといわれています。
このほか体内のナトリウムやコレステロールなどを排出するカリウム、腸内環境を整える食物繊維、疲労回復作用のあるクエン酸などたくさんの有益な栄養素を持ち合わせています。

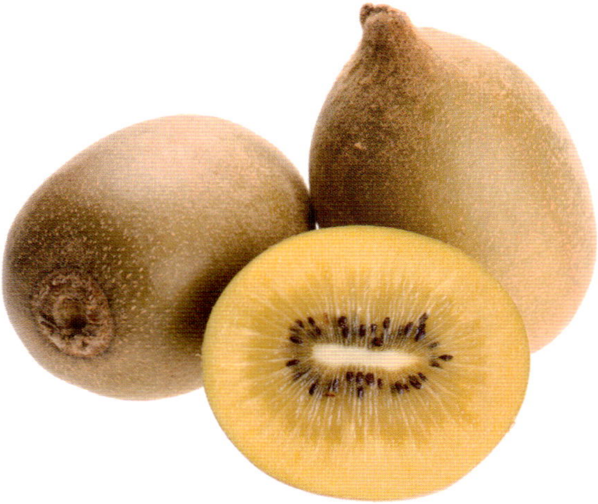

原産地　南アメリカ・アマゾン、ブラジル

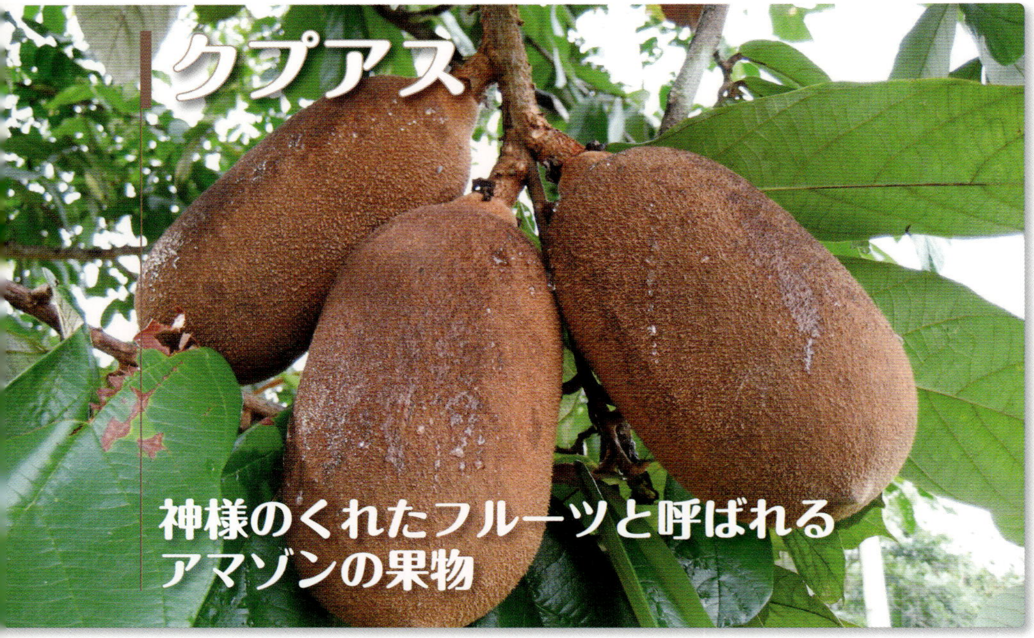

クプアス

神様のくれたフルーツと呼ばれるアマゾンの果物

栄養素のバランスが非常によいマルチビタミンのフルーツ

クプアスは、まだ日本ではあまり知られていませんが、アマゾンでは人気のある代表的なフルーツです。

カカオと同じ仲間のアオギリ科カカオ属の常緑樹で、樹高は10ｍ～15ｍ程。幹に直接花を咲かせます。

果実は茶色の硬い殻で覆われ、20cm程の楕円形、重さは２kgもあります。殻を割ると、中は乳白色の果肉で、トロピカルフルーツ特有の香りが印象的な非常に栄養価の高いフルーツです。ブラジル北部で広く栽培され、パラ州が最大の生産地です。

クプアスは現地では「神様のくれたフルーツ」と呼ばれ、古くより

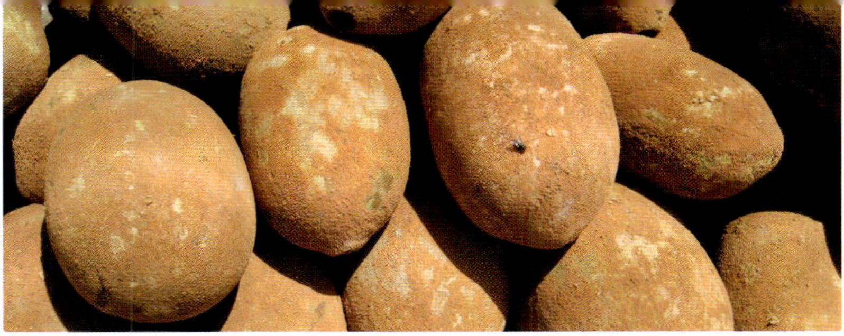

先住民族のマプチェ族のシャーマンが、食用や薬草として利用してきました。クプアスの木は出産や結婚、祈祷などの儀式の際に神聖な木として御供えされました。果実の種から抽出されたバターは、肌に塗るクリームとしても使われています。
クプアスの果実は、ほんのりカカオと似た甘酸っぱい香りがして、酸味がありクリーミーです。そのまま生で食べますが、ジュース、アイスクリーム、ジャム、お酒などに加工されるほか、様々な料理にも用いられます。また白い大きな種子は高級なホワイトチョコレートの原料としても利用されます。カカオのチョコレートよりもカフェインが少なく、クプアスのジャム入りチョコレートのお土産がブラジルではポピュラーです。最近では種子からとれるオイルは化粧品の原料にもされています。
とても栄養価の高いクプアスは、日本でも冷凍ジュレ(果肉)などが販売されています。

主な効果

クプアスの果実は、ビタミンA・C・B1・B2、ナイアシン、鉄分、カルシウム、必須脂肪酸、アミノ酸、リン、食物繊維、セレン、強い抗酸化作用のポリフェノール類などを含んでいます。
クプアスは栄養素のバランスが非常によく含有したマルチビタミンのフルーツです。9種類の抗酸化物質を含むといわれ、様々な免疫系の強化、アンチエイジング効果が期待されます。

原産地　中国

クコ

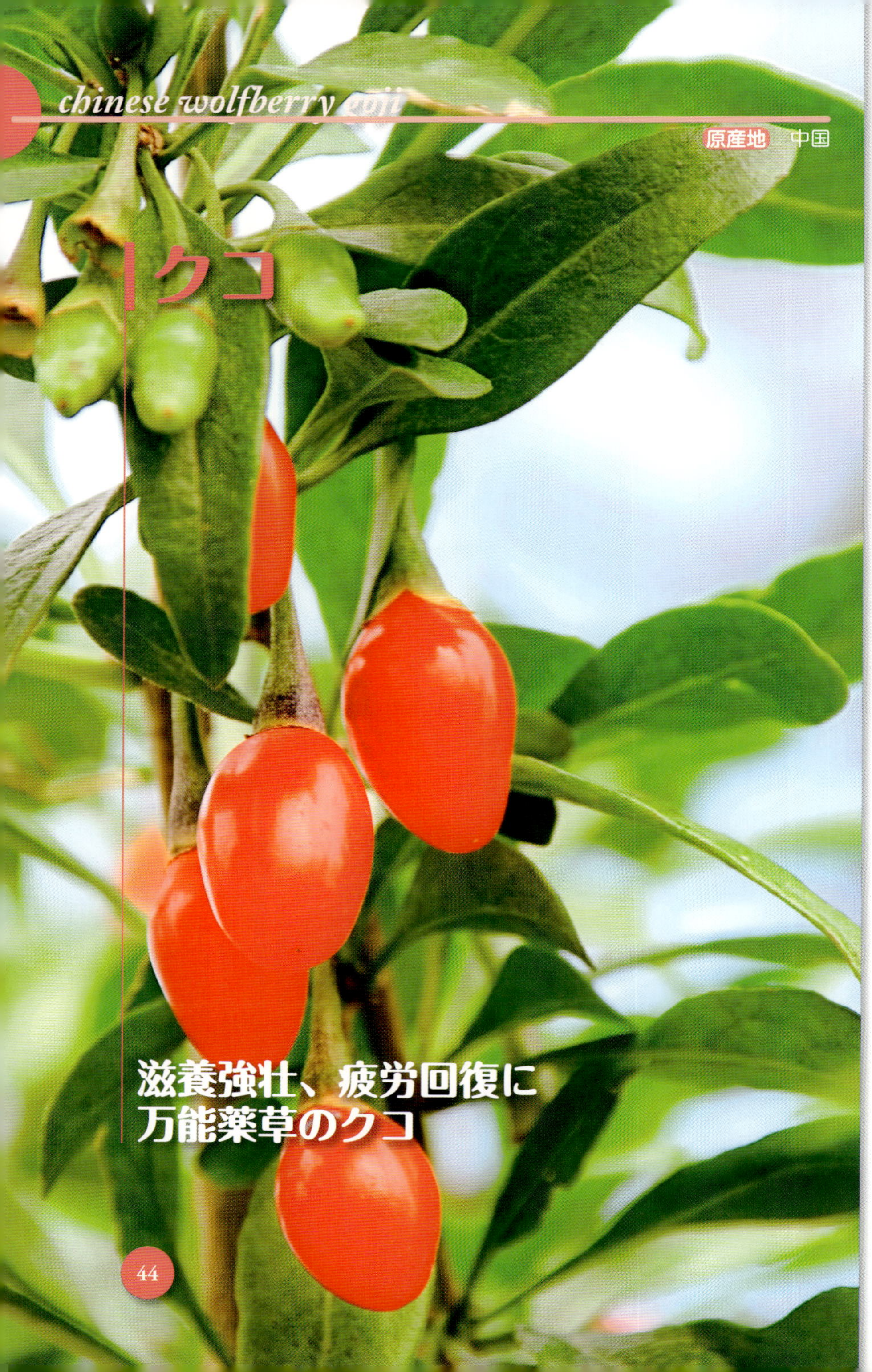

滋養強壮、疲労回復に万能薬草のクコ

薬膳料理に欠かせない代表選手のクコ

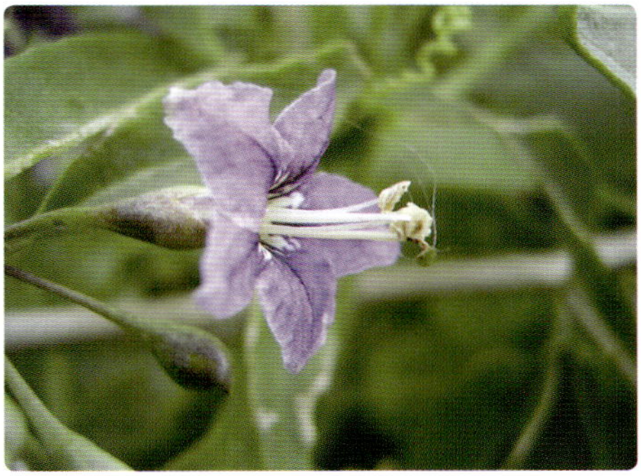

中華料理の薬膳、お粥や煮物、デザートなどでお馴染みの赤い実のクコ。

クコは、日本や中国、台湾、朝鮮半島などアジア東部に広く分布するナス科の落葉低木です。中国では3～4000年もの昔から、果実から葉、根までを漢方薬や民間薬として利用されてきました。クコの果実、根皮、葉を生薬では、それぞれ枸杞子(くこし)、地骨皮(じこっぴ)、枸杞葉(くこよう)と呼んでいます。

アメリカではゴジベリーと呼ばれる

クコは、夏に紫紅色の花を咲かせ、秋に赤い果実を付けます。

樹高が１～２ｍほどで、強健で耐寒性があり成長が早く、実生、挿し木、株分けで増やせます。

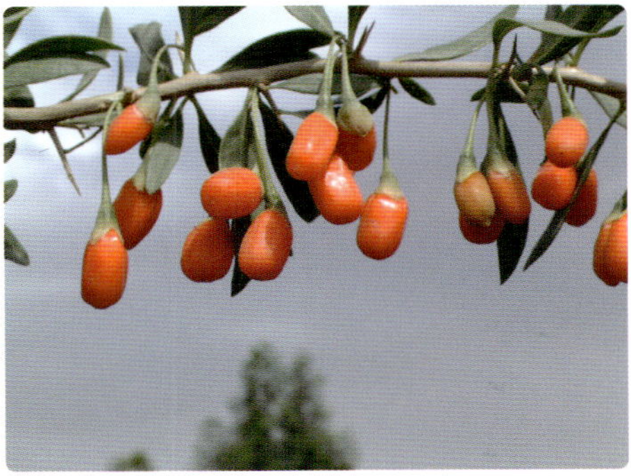

果実は甘く、そのまま食べることができますが、ドライフルーツの枸杞子は、湯、水または酒で戻してから、料理、デザート、菓子等に使われる、軽い甘みと酸味をかねた素材です。日本で

は焼酎またはホワイトリカーで漬けたクコ酒が有名です。アメリカではゴジベリーと呼ばれ健康ジュースとして飲まれています。
中国ではクコを普段から食事に取り入れるほど、ポピュラーな食材です。毎日少しずつ食事に取り入れることが、健康の秘訣です。

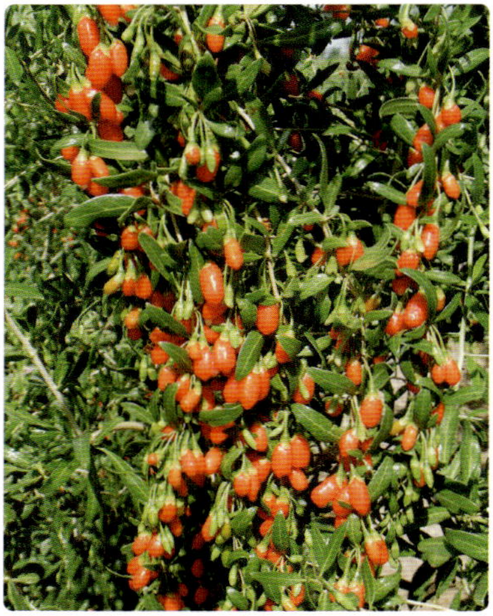

主な効果

クコの実には、ビタミンA・B1・B2・C、リン、鉄、カルシウム、リノレン酸、アミノ酸、強い抗酸化作用のエラグ酸、ポリフェノールのアントシアニン、カロテノイドのゼアキサンチン、ルチン、ベタインなどを豊富に含んでいます。
枸杞子は血圧や血糖の低下作用、抗脂肪肝作用などがあります。滋養強壮や、視力減退に効果があるとされています。
地骨皮は、抗炎症作用、解熱作用などがあるとされ、清心蓮子飲（せいしんれんしいん）、滋陰至宝湯（じいんしほうとう）などの漢方方剤に配合されています。
枸杞葉はお茶にして飲用します。血圧の低下作用や滋養強壮や老化防止、疲労回復や足腰の弱り、免疫力向上など、日々の体力をつけるものです。血圧やコレステロール値を下げる効能もあります。
クコの実を服用することで、美肌効果が得られ、ニキビや毛穴の開きなどの悩みが改善され、女性の肌の質が向上するといわれています。

また、ルチンと似た成分のゼアキサンチンはカロテノイド系色素で、黄色からオレンジ色の色素成分です。目の網膜の視細胞が多く集まる黄斑に存在します。ゼアキサンチンは、ルチンとともに紫外線を吸収して活性酸素の害を抑制し、黄斑を正常に保ち、黄斑変性を予防する働きがあり、白内障の予防にも効果があるとされています。

ベタインは化粧品やシャンプー、ヘアケア商品などに使われる成分で高い保湿力があり肌や毛髪にツヤと潤いを与えます。

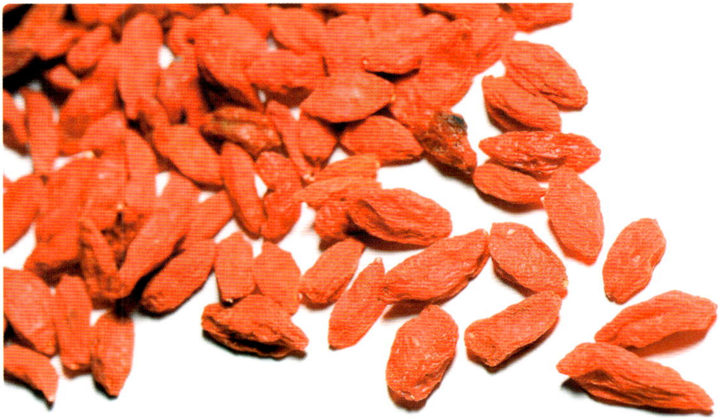

RECIPE

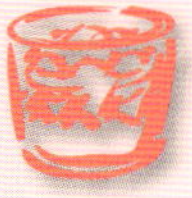

滋養強壮のクコ酒の作り方

- 35%ホワイトリカー…1,800ml
- クコの実(乾燥)…100～200g
- 氷砂糖…200g～（お好みで）

1　広口ビンにクコの実と、お好みの分量の氷砂糖を入れ、ホワイトリカーを注いで蓋をします。

2　直射日光を避けて常温で、2ヶ月～3ヶ月熟成させるとほんのり赤いリキュールに。

Cranberry

原産地 北アメリカ、北ヨーロッパ、北アジア

クランベリー

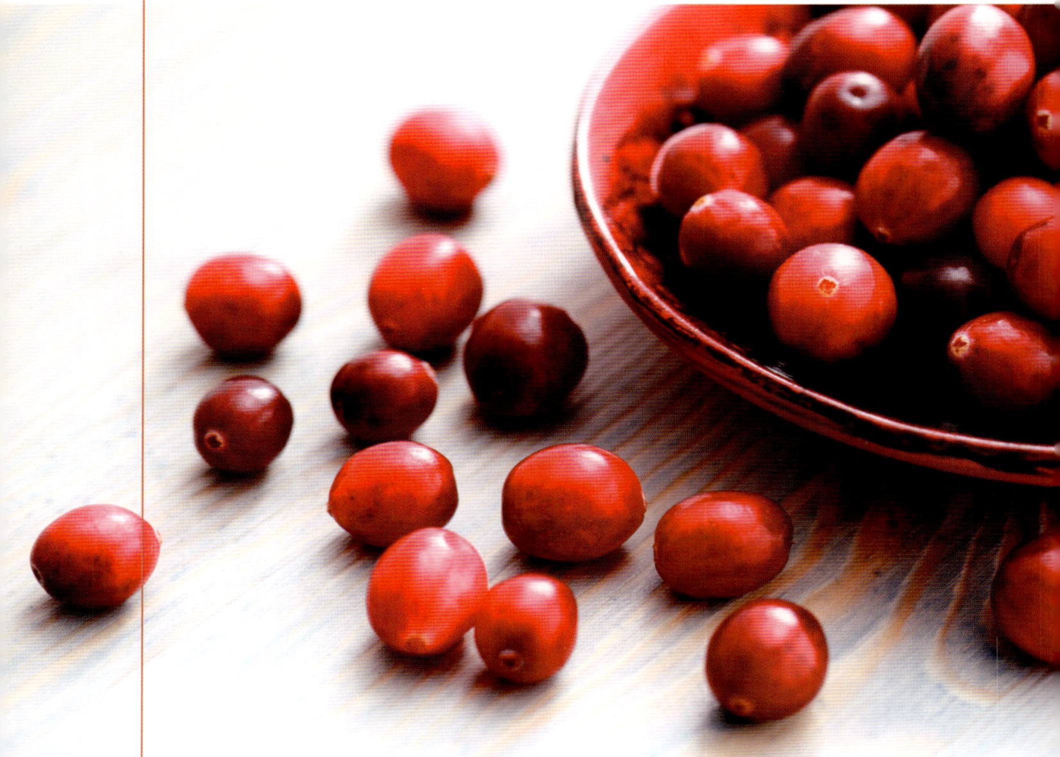

昔から愛される
アメリカの三大フルーツのひとつ

七面鳥に赤いクランベリーソース

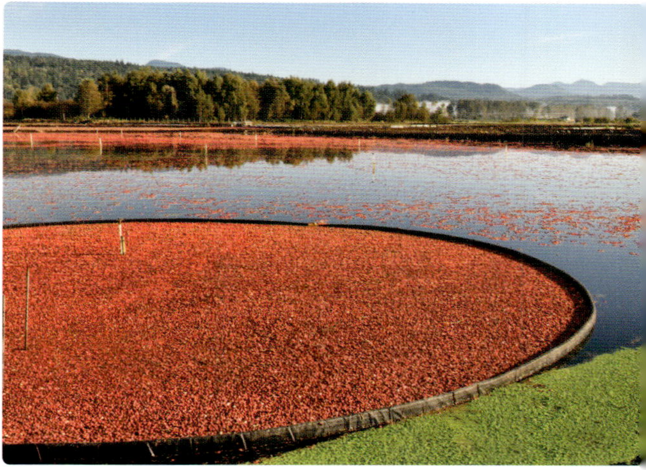

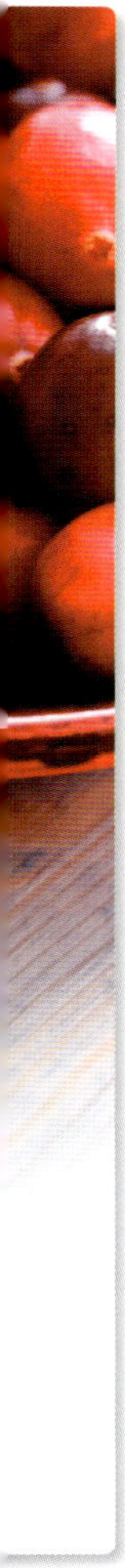

クランベリーは、北半球の寒冷地域の沼地や湿原に自生するツツジ科スノキ属ツルコケモモ亜属に属する常緑低木です。

クランベリーは日本のツルコケモモ、ヒメツルコケモモ、オオミノツルコケモモの仲間になります。

クランベリーの木は10〜80cmほど。ピンク色の可愛い花を咲かせ、果実は熟すにつれ、ピンク色から鮮やかなルビー色に色づいていきます。

クランベリーは、17世紀にアメリカにやってきたイギリス系移民が名づけたそうです。クランベリーとは鶴(クラン)のベリーという意味があり、ツルの好物であるという説や、花が開く形が鶴の頭部に似ているからだという説があります。

クランベリーはアメリカの三大フルーツのひとつ。フルーツジュースの消費量第3位の大人気です。栽培量はアメリカが多く、次いでカナダ、チリ。日本国内でも一部で生産されています。

ジュースの他にも、果実酒やお菓子、料理用ソースなどに利用されています。アメリカやカナダの感謝祭でふるまわれる七面鳥の丸焼きに赤いクランベリーソースはお馴染みです。

アメリカ先住民が解毒剤として利用

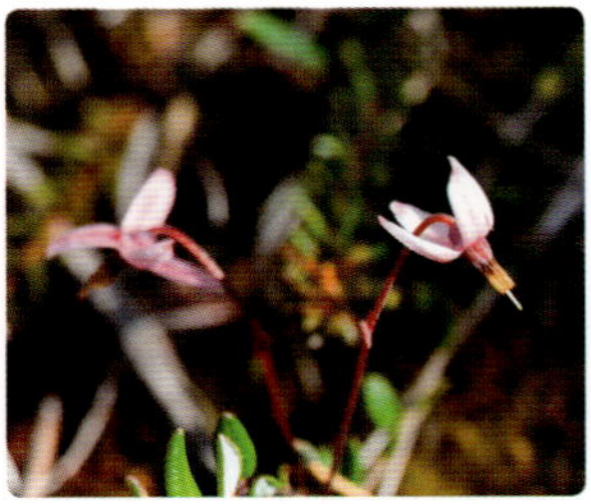

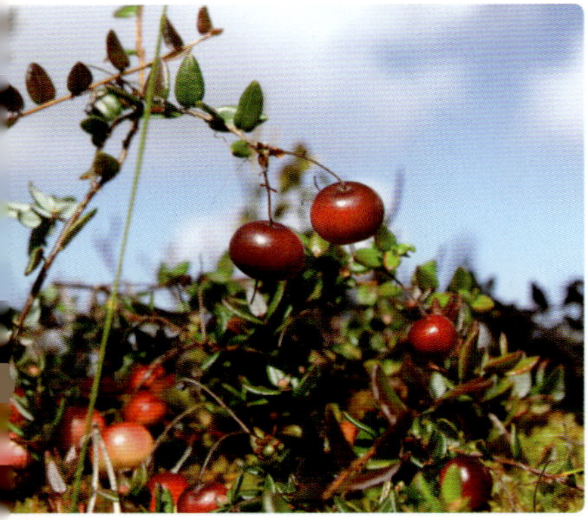

クランベリーの実の中は空洞になっているため、ウェットハーベストと呼ばれるユニークな方法で収穫されています。傷が付いても、さほど支障のない加工用クランベリーの畑を、木が完全に沈むまで水を張り、水中で木を揺すり、ツタから離れて水面に浮き上がった果実をすくい取って収穫します。畑に水を張ると木を冷害から守る効果もあり、春まで水を抜かずにそのまま越冬させるそうです。

古くから薬や食料として愛されてきたクランベリーは、アメリカ先住民が解毒剤として利用したほか、大航海時代には船乗りたちが壊血病予防のために食べていたそうです。

主な効果

クランベリーには、ビタミンC・B1・E、β-カロテン、葉酸、カリウム、カルシウム、マグネシウム、リン、食物繊維、アミノ酸、強い抗酸化作用のタンニン、アルブチン、リグナン、キナ酸、ポリフェノールのアントシアニン、プロアントシアニジン、フラボノイドのケルセチンなどが豊富に含まれています。

真っ赤なクランベリーのポリフェノールはブルーベリーの2.5倍とされ、豊富なビタミンCをはじめ、植物エストロゲンのリグナン、美肌成分のアルブチンなど含まれ、女性にとって強い味方です。
アメリカでは、膀胱炎にはクランベリージュースを飲むというのが、よく知られている民間療法の一つです。クランベリーに含まれるポリフェノールのプロアントシアニジンという成分が、他にみられないAタイプと呼ばれ、抗細菌付着作用があるといわれています。好ましくない細菌を体外に追い出し、細菌が付着するのを防ぐため、膀胱炎、尿路感染症の予防やピロリ菌の胃の細胞への付着を防ぐとされています。
またクランベリーに含まれるキナ酸も、強い殺菌効果があり、腸で吸収された後、肝臓で馬尿酸に作り替えられ、尿として排泄されます。尿のpHを整えて、細菌の増殖を防ぎます。歯肉炎、歯周病などにも効果があるともいわれています。
その他、目の疲れ、しみ・色素沈着の予防、高血圧、動脈硬化予防、インフルエンザなど抗ウイルス作用の研究も注目されています。

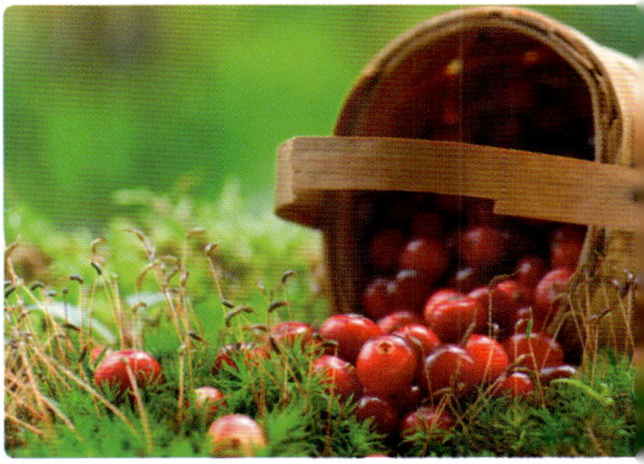

RECIPE

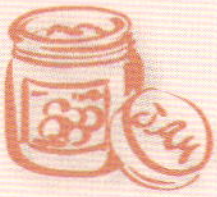

クランベリーソース

- クランベリー(冷凍でも可)……350g
- 砂糖……200g
- 水……200cc(オレンジジュースでも可)

1　生のクランベリーは洗って水を切る。冷凍の場合は常温で解凍しておく。
2　全ての材料を鍋に入れて弱火から中火にして、かき混ぜながらアクを取る。10分ほど煮て、とろみが出てきたら好みの固さで火を止めます。

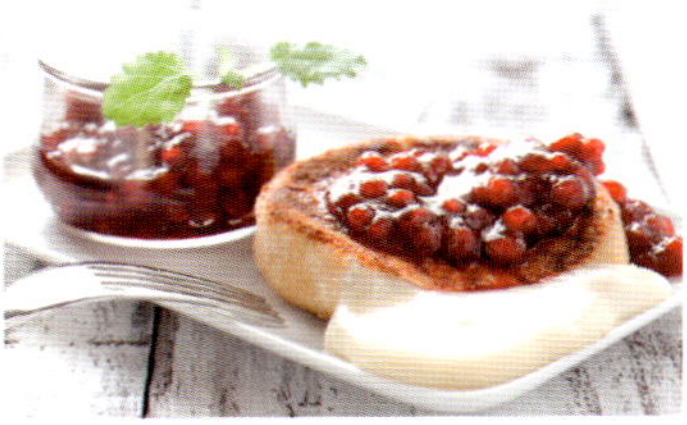

blackcurrant

原産地　ヨーロッパ、ポーランド、中央アジア

クロスグリ・カシス

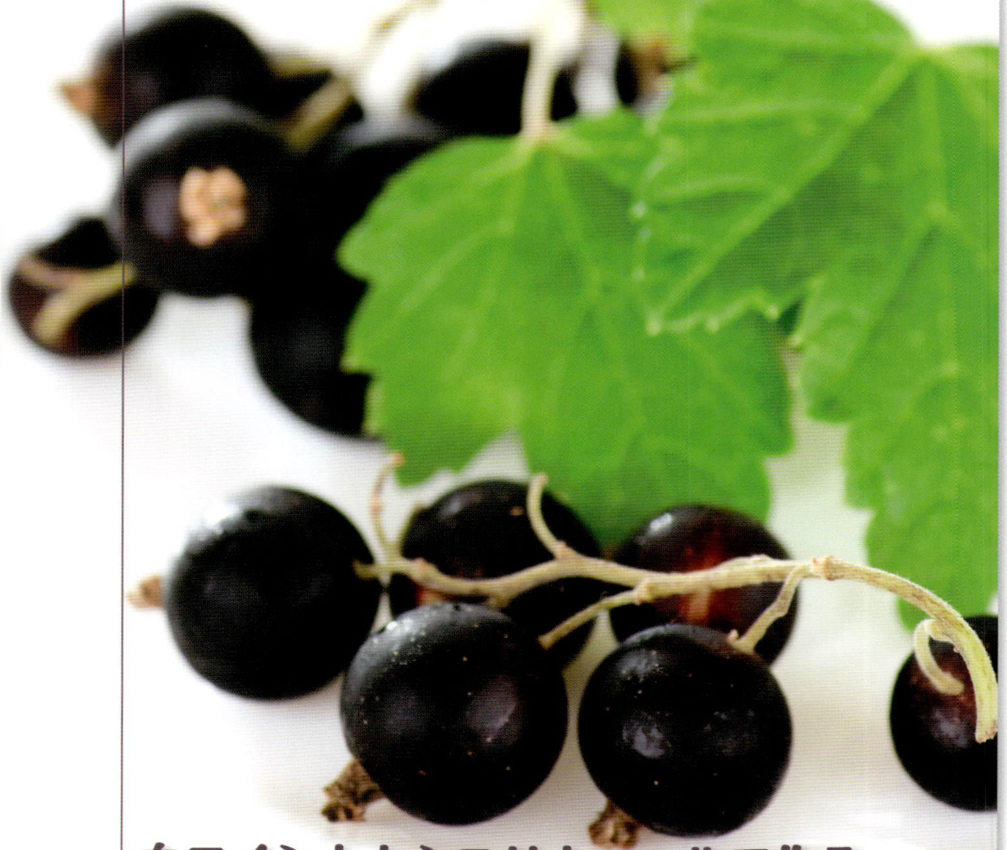

白ワインとカシスリキュールで作る カクテル「キール」

フランス語でカシス、英語でブラックカラント

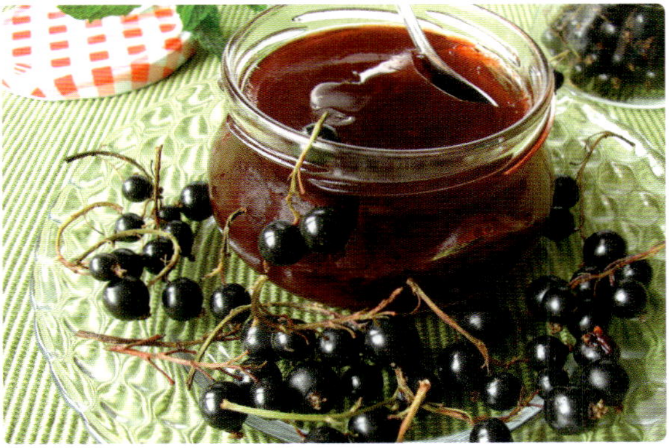

クロスグリというとピンとこないと思いますが、クロスグリはフランス語でカシスのことです。カシスといえばリキュールやジャムでお馴染みです。英語ではブラックカラントといいます。
クロスグリはユキノシタ科スグリ属の高さ1.5ｍほどの耐寒性落葉低木で、直径１cmほどの黒紫色の実をつけます。
クロスグリは黒フサスグリとも呼ばれ、同じ種に白フサスグリ、赤フサスグリの３種類があります。
ヨーロッパでは古くから健康に効果があるとされ、薬としてリキュールなどにされ飲用されてきました。

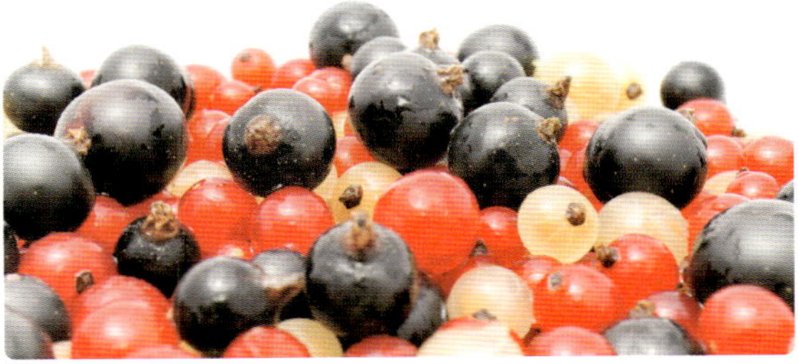

独特の甘い香りが魅力

果実はやや酸味があり、独特の甘い香りでリキュールの原料やジャム、肉料理の付け合わせにソースとして利用されます。

最大の産地はポーランドで、毎年10万トンから14万5千トンの収穫高があり、これは世界全体の約半分を占めるそうです。
クロスグリの果実で作られるクレーム・ド・カシスはフランスにおけるリキュール生産量の25%になります。
毎年およそ1,600万リットルのクレーム・ド・カシスが生産されており、その大部分がフランス国内で消費され一部が輸出されています。
日本では青森県で30年程前から栽培が始まり、現在では年間約３トン、国内生産量の90%が生産されています。

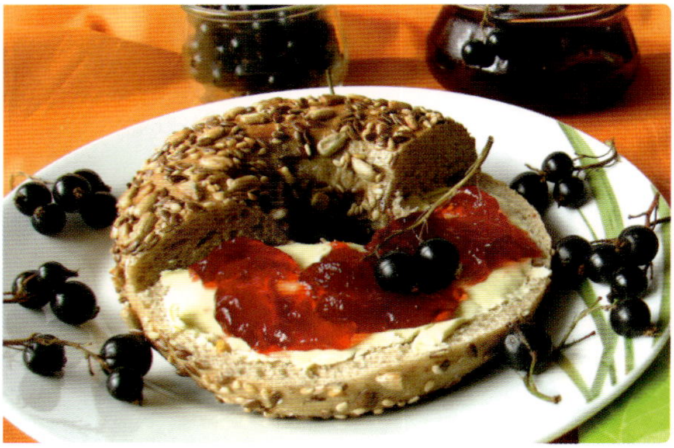

主な効果

クロスグリの果実にはビタミンC・B1・E、カリウム、カルシウム、マグネシウム、鉄分などのミネラル類も豊富に含み、強い抗酸化作用のポリフェノールのアントシアニンの含有量が多く、ミネラルもカルシウムとマグネシウムが2:1と、理想的なバランスで入っています。
クロスグリのポリフェノールには４種類のアントシアニンが含まれ、その中でも「デルフィニジン３－ルチノシド」と「シアニジン３－ルチノシド」という2成分はブルーベリーにはないものだそうです。強い抗酸化作用のポリフェノールとフラボノイド、ビタミンC・Eが多く含まれているので、相乗作用が期待され、コラーゲンの生成や、免疫力を高め、抗ストレス、アンチエイジング、疲労回復、生活習慣病予防などの効果が期待できます。
クロスグリに含まれるカシスアントシアニンは、眼精疲労の改善や末梢血流を活発化して筋肉のコリをほぐし、肩こりや冷え性に効果が期待でき、顔面の血流も向上させ、女性の悩みのひとつである目の下のクマの解消も期待できそうです。泌尿器系の病気、風邪、リュウマチ、関節炎等の病気にも良いとされ使われてきました。
クロスグリのオイルには、オメガ６系の脂肪酸ガンマリノレン酸とオメガ３系の脂肪酸アルファリノレン酸が多く含まれています。ガンマリノレン酸が含まれるのは母乳や月見草やボラージが代表的ですが、クロスグリの種子にも豊富に含まれています。
WHO（世界保健機構）推奨のオメガ６系の脂肪酸とオメガ３系の脂肪酸の黄金比率（４：１）を備えた、貴重なオイルといわれています。
また野生種のカシスと同様に、ブルーベリー、クランベリー、エルダーベリーなどのベリー類の果汁に抗ウイルス作用があったと報告されています。

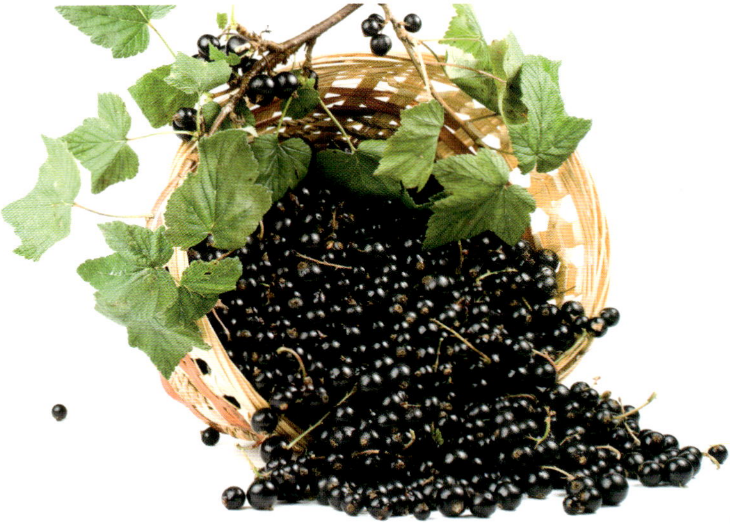

lingonberry cowberry

原産地　北半球の亜寒帯地方、フィンランド、スウェーデン、カナダ

コケモモ

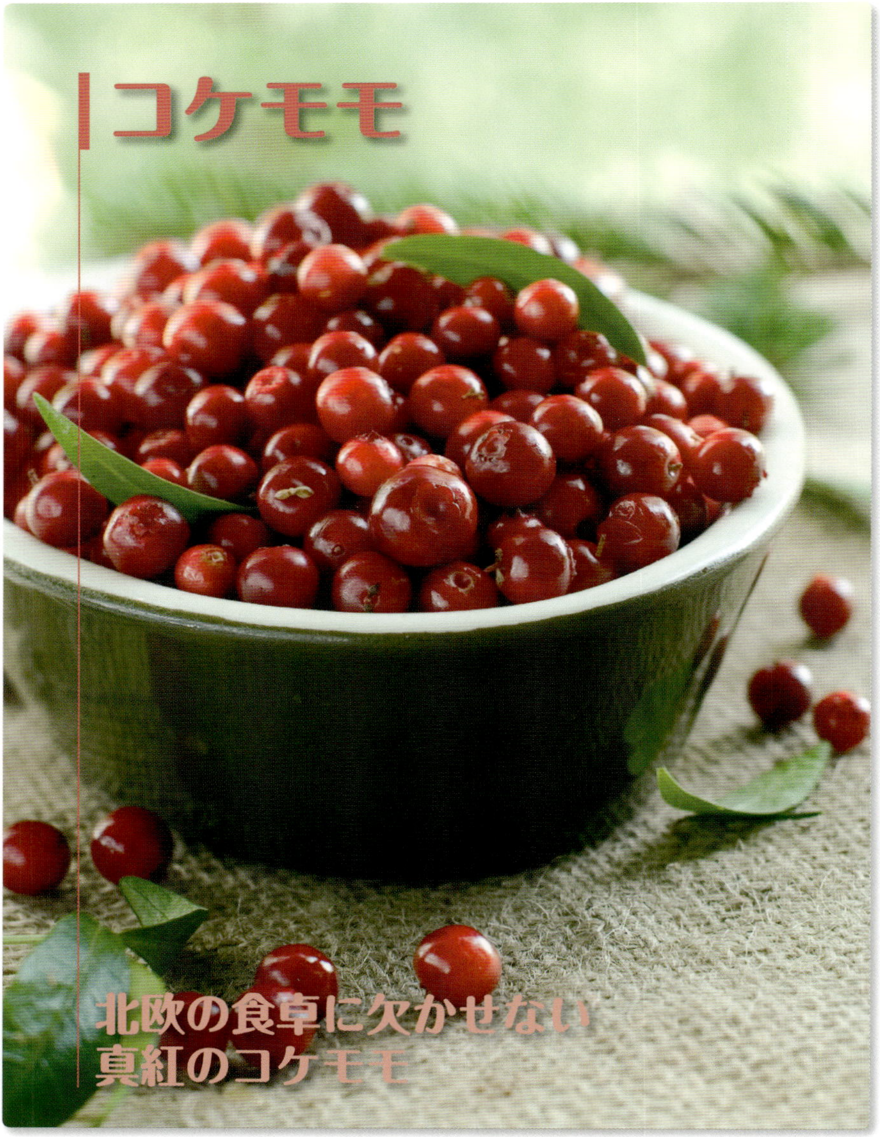

北欧の食卓に欠かせない 真紅のコケモモ

白夜で有名な北欧の森の天然ベリー

コケモモはツツジ科スノキ属の耐寒性の強い常緑小低木で、白夜で有名な北欧や、カナダに数多く自生します。

太陽の沈まない夏の白夜は有名ですが、オーロラの見られる冬の北極圏では、一日のほとんどが日の沈んだ状態の極夜を迎えます。そのシーズンが各々約１か月半も続き、冬場は氷点下30度以下にもなる厳しい寒さの中で、コケモモは常緑の葉を保ち、春を迎えると、スズランに似た花を咲かせ、秋に真っ赤な５～８mmほどの実をつけます。

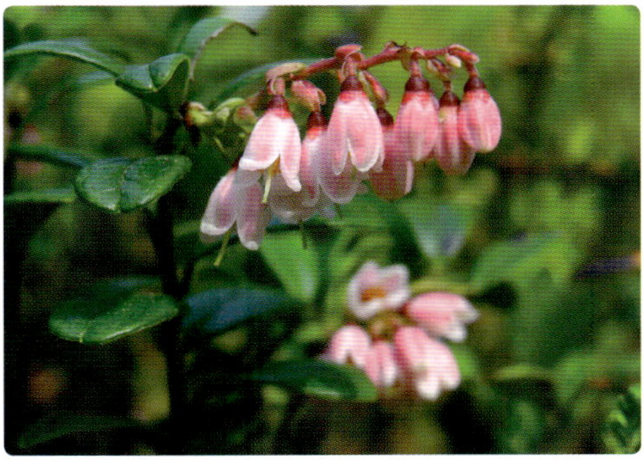

日本では高山地帯でしか見ることができない貴重なコケモモですが、北欧では全国土に自生し、森の天然ベリーの中で最も収穫量の多い果実だそうです。

富士山ではハマナシ、北海道ではフレップ、北アメリカではマウンテン・クランベリーやカウベリー、北欧ではリンゴンベリーと呼ばれています。

ジャムは加熱せずに生のまま

北欧では馴染み深いコケモモ(リンゴンベリー)はスカンジナビア料理の付け合わせとして欠かせません。ジャムは、肉料理とマッシュポテトなど、食卓に欠かせない存在です。

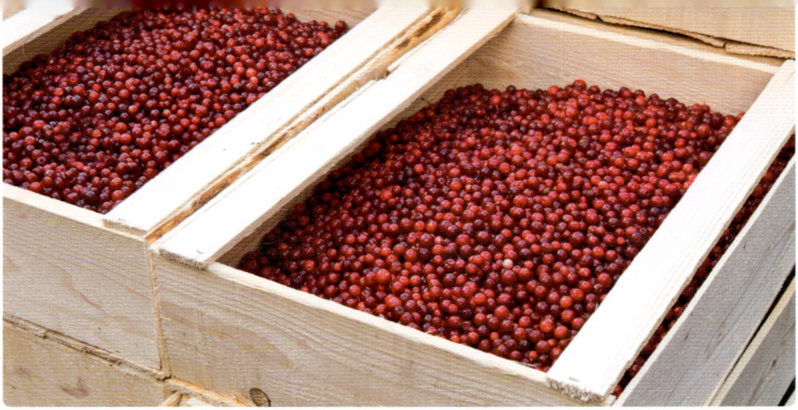

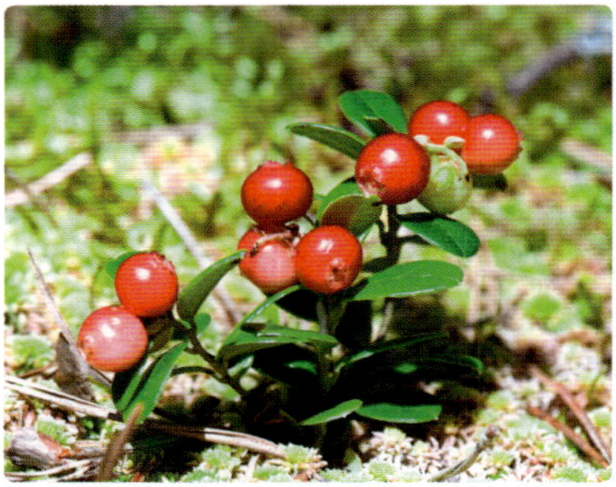

新鮮なコケモモは、生のまましっかり砂糖とよく混ぜて、そのままジャムにされ、コケモモの味を楽しみます。コケモモに含まれる天然の安息香酸の働きで人工の防腐剤は必要ないそうです。
リンゴンベリージャムは北欧家具のメーカーのイケアで販売され、北アメリカではよく知られた食品となってきています。

主な効果

コケモモの果実には、ビタミンC・B1・E、β-カロテン、葉酸、カリウム、カルシウム、マグネシウム、リン、食物繊維、リンゴ酸、クエン酸、アミノ酸、キナ酸、強い抗酸化作用のポリフェノールのアントシアニン・プロアントシアニジン、リグナン、アルブチン、ケルセチン、タンニン、フラボノイドなどが豊富に含まれています。
真紅なコケモモは、果実全体にポリフェノールを含んでおり、その量はブルーベリーの2.5倍。他にも、豊富なビタミンCをはじめ、植物エストロゲンのリグナン、美肌成分のアルブチンが含まれます。

コケモモはクランベリー同様の栄養素を含みます。尿路感染症への予防効果があるといわれているプロアントシアニジンやキナ酸も豊富です。また植物エストロゲンのリグナンを含み、女性ホルモンの分泌を促し、バランスを整え、更年期障害や骨粗鬆症が改善され、特に女性にとってはうれしいフルーツです。

アルブチンは美容成分ともいわれ、シミ、ソバカスとなるメラニン色素の生成をブロックする作用があるとされ、注目されている成分です。

葉にも、強い殺菌作用のあるアルブチンなどの成分が含まれ、古くより膀胱炎や尿路感染症の薬草として利用されてきました。ウワウルシ（クマコケモモ）は日本薬局方に生薬として収録されています。

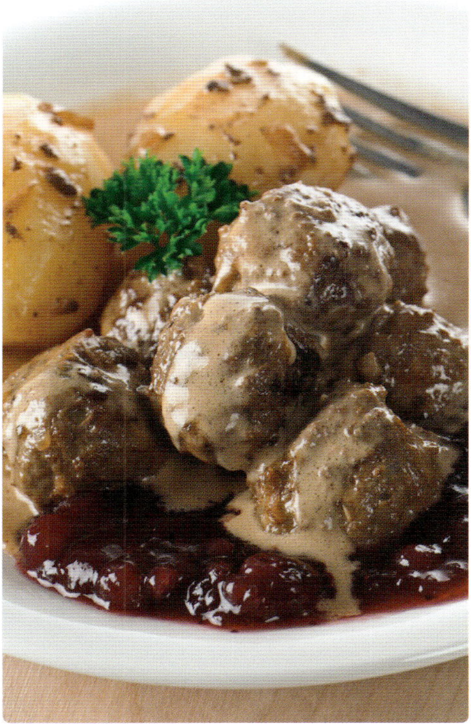

また収れん作用、保湿効果が知られる他、抗炎症作用で皮膚の炎症や関節の痛みの緩和、高血圧、動脈硬化予防、歯周炎、歯周病予防、胃部不快感、また、インフルエンザなど抗ウイルス作用の研究も注目されています。

ポリフェノールの一種レスベラトロールが、長寿遺伝子「サーチュイン遺伝子」を活性化する力を持つとして注目を集めています。コケモモにもこのレスベラトロールがブドウと同じ位含まれています。

原産地　ヨーロッパ西部、イラン北部

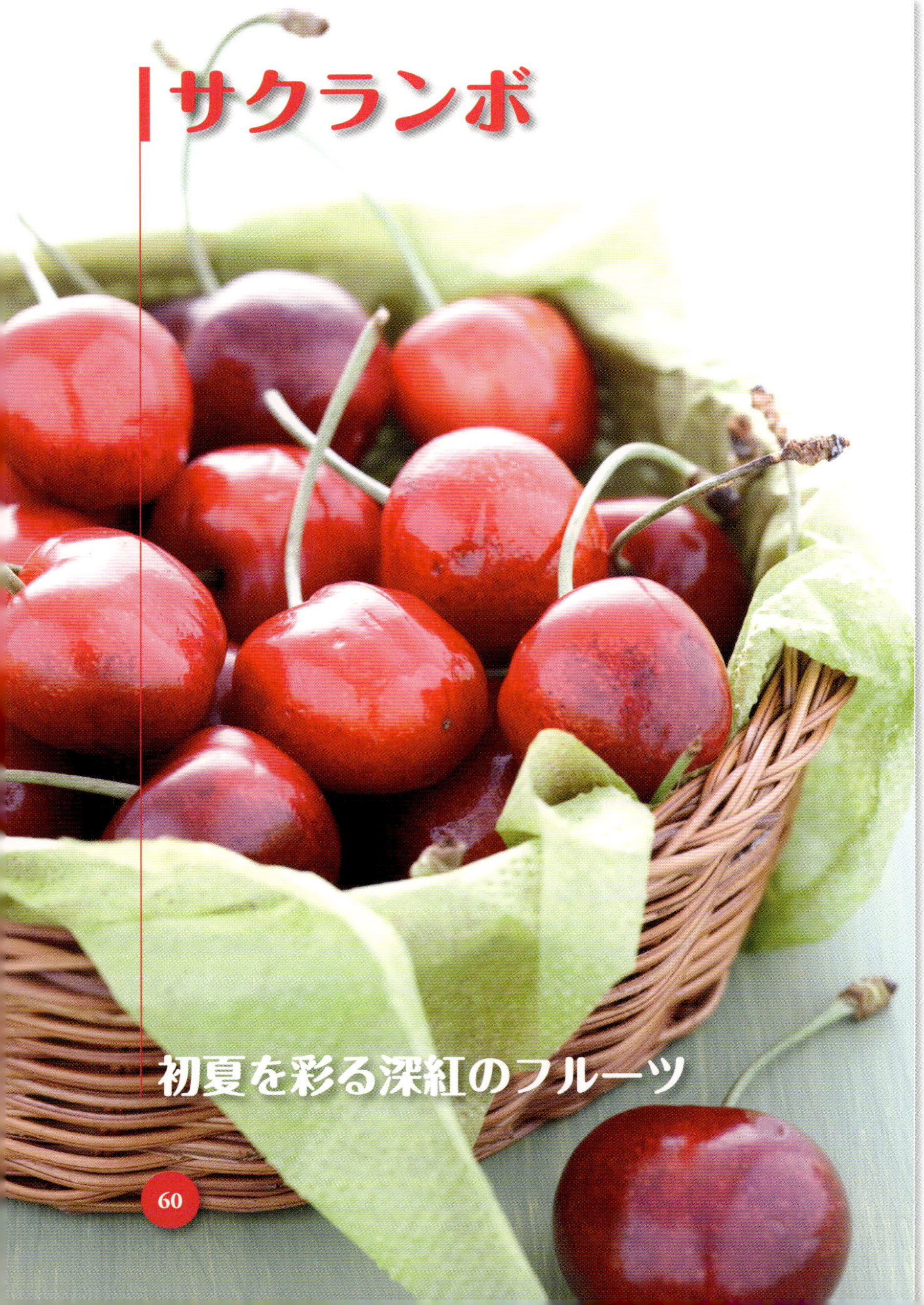

サクランボ

初夏を彩る深紅のフルーツ

真紅の実が美しく可憐なサクランボ

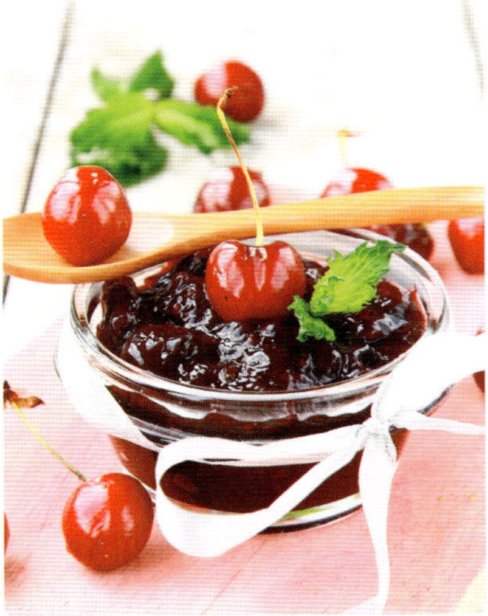

つやつやとした真紅の実が美しい、可憐なサクランボ。日本のサクランボは桜桃(おうとう)とも呼ばれ、正式には西洋美桜(せいようみざくら)ですが、桜の実をさして言った桜ん坊(さくらんぼう)のほうが一般的に定着しました。

サクランボはバラ科サクラ属の落葉高木の果実で、原産はヨーロッパ西部やイラン北部で紀元前より自生していたようです。

生産量トップは佐藤錦

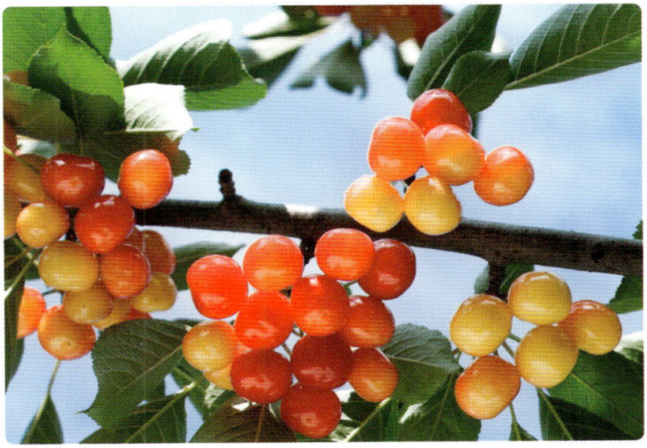

日本には明治初期ごろに北海道に植えられたのが始まりだといわれています。アメリカやフランスから伝わったチェリーが定着し、現在では山形県、青森県、山

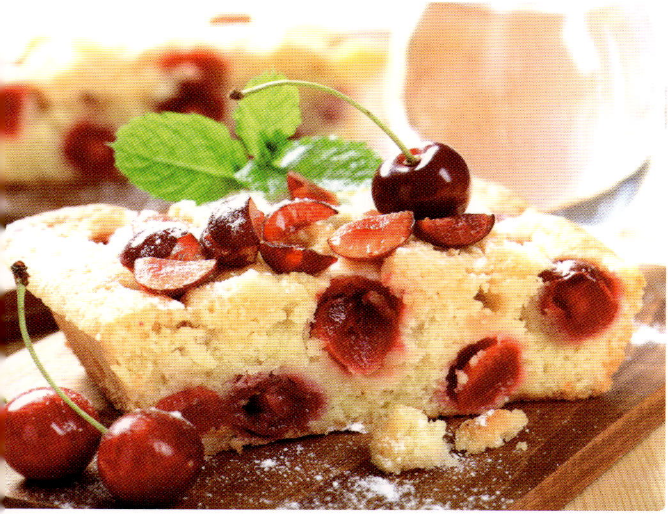

梨県、長野県で栽培されています。佐藤錦、ナポレオン、紅秀峰、高砂をはじめ30種類ほど品種があり、日本では佐藤錦が一番多く生産されています。また、比較的手頃な値段で出まわるアメリカンチェリーは名前の通りそのほとんどがアメリカから輸入されてきます。
旬は初夏ですが、温室で栽培されたものは年始から出荷されます。

主な効果

チェリーの果実には、ビタミンB1・B2・C、葉酸、β-カロテン、カリウム、カルシウム、鉄、リン、有機酸、食物繊維、ソルビトール、強い抗酸化作用のポリフェノールのアントシアニン、フラボノイドのケルセチンなどが豊富に含まれます。
チェリーは栄養素にも優れている果実です。成分としてはカロテン、ビタミンB群の仲間である葉酸、カリウム、水溶性のビタミンであるパントテン酸などが豊富に含まれます。
カリウムは血圧が上がるのを抑制する働きがあり、高血圧や動脈硬化を防ぐ働きを持っています。葉酸は貧血の予防が期待でき、また妊娠を計画する女性には必須の栄養素として注目を集めています。このほかリンゴ酸、クエン酸も含まれ、疲労回復にも効果があるとされています。

果実の色の濃いアメリカンチェリーの皮にはポリフェノールのアントシアニン、ケルセチンが多く含まれています。アントシアニンの中心成分であるシアニジンは血栓を防ぎ、血液をさらさらにする働きがあり、血液をきれいに維持することができるとされ、高血圧や動脈硬化、関節痛予防に、脂肪の蓄積の予防、眼の疲労や視力の回復によいと考えられています。また、抗炎症作用もあり、筋肉痛や痛風、リウマチなど痛みを軽くすることも期待できるでしょう。ケルセチンはガン予防に役立つとされています。

虫歯の予防になることから歯磨き粉やガムに使われている天然の甘味料ソルビトールですが、果実の中でもチェリーは特に多く含まれています。またこのソルビトールを適度に摂ると便秘の改善が見られることもあります。

旬のチェリーを新しいうちに冷やして皮ごと食べるのが、美味しく、栄養も効果的にとれますが、大量に食べると一時的に血圧が下がりすぎたり、お腹を下すこともあるので注意も必要です。

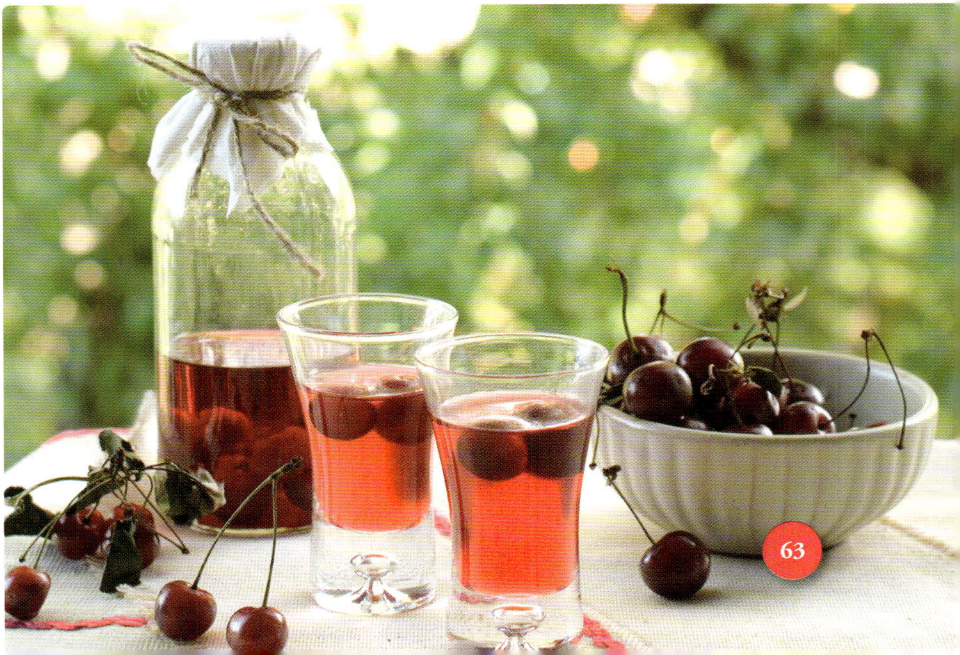

pomegranate

原産地　西南アジア、トルコ、イラン、インド

ザクロ

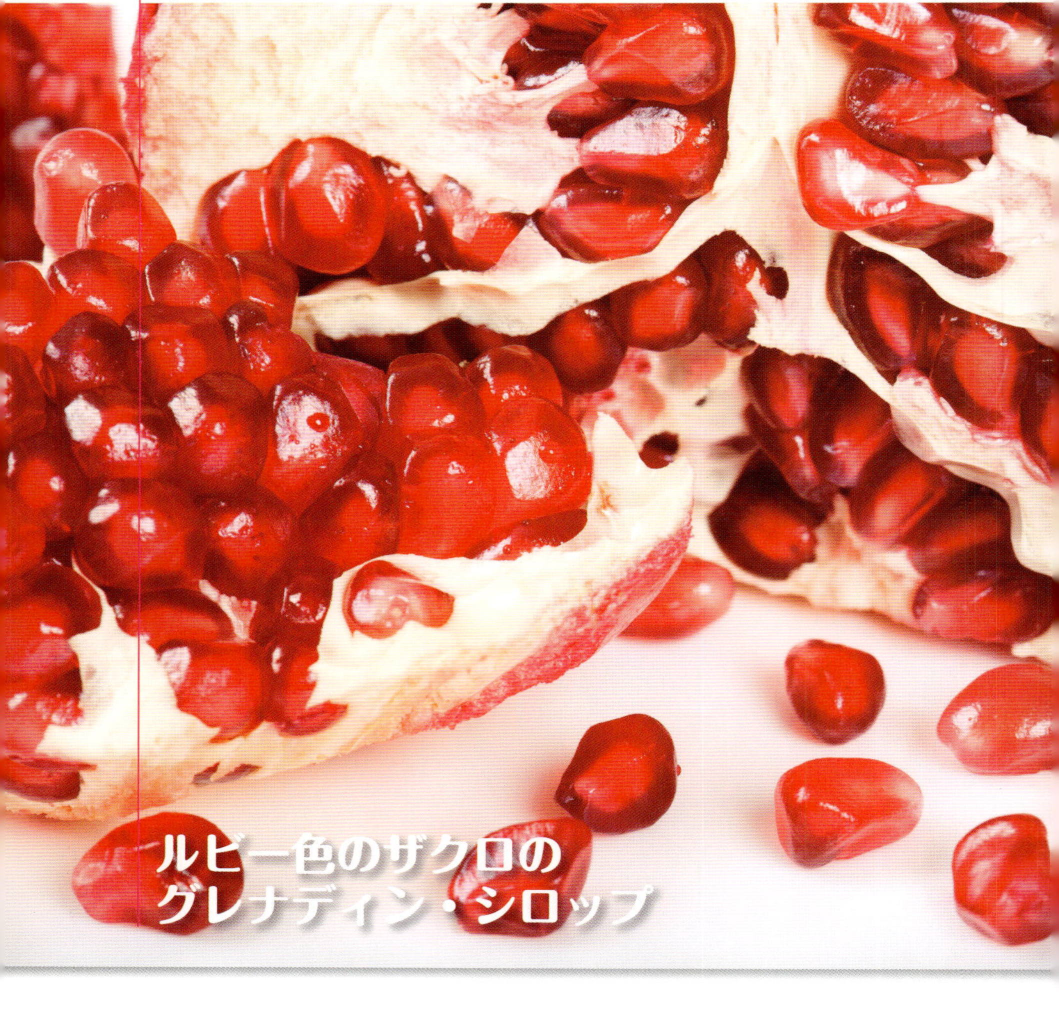
ルビー色のザクロの
グレナディン・シロップ

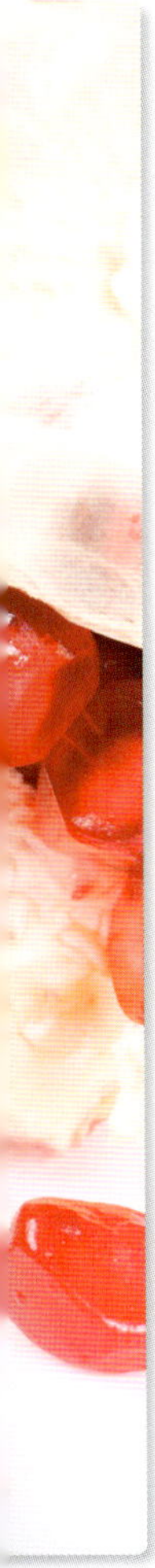

日本では「石榴皮」と呼ばれ生薬に

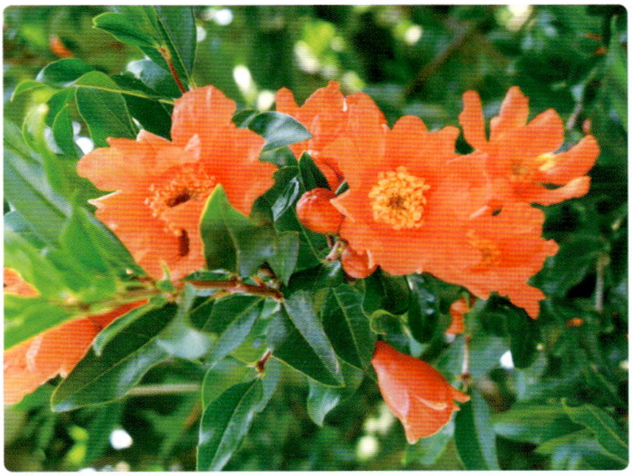

ザクロはイランからインドの山地を原産地とした、ザクロ科ザクロ属の落葉樹です。6月には赤い花を咲かせ、秋には赤い果実を結びます。ペルシャ原産で西へはシリアからエジプトに伝わり、さらにギリシャに伝わって「カルタゴのりんご」と呼ばれました。種が多いことから、ギリシャ・ローマ時代には「豊穣のシンボル」とも呼ばれたということです。スペインの町グラナダはザクロを意味する言葉です。そしてシルクロードを渡り、日本には平安時代に中国から渡来しました。日本では「石榴皮」と呼ばれ生薬として用いられました。熟したザクロの皮を乾燥させた「石榴皮」にはタンニン、アルカロイド、イソペレチェリンの成分が含まれており、下痢、止血作用、鎮痛作用、寄生虫駆除などに使われました。

透明な宝石のルビーを思わせるザクロの実

赤い皮をむくと中にぎっしりとルビーを思わせる粒々の実が詰まっています。食べると口の中で甘酸っぱい果汁がはじけます。実の中には1つずつ種子が入っています。日本に輸入されるザクロは、イラン産、カルフォルニア産が有名です。

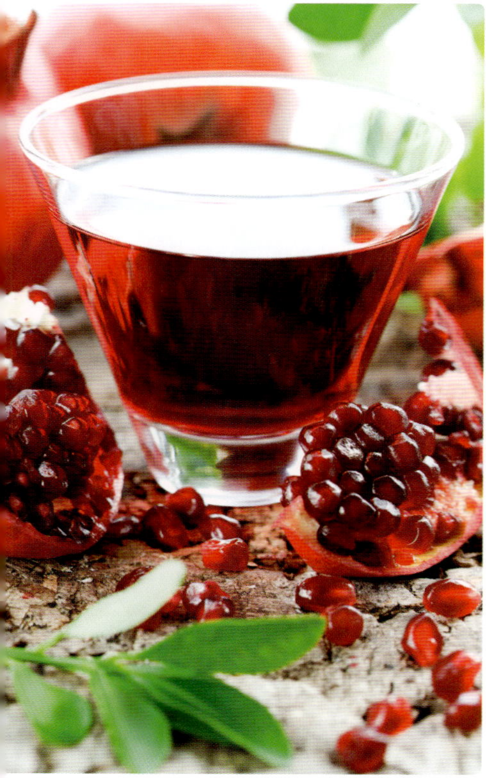

生のザクロの果実を選ぶときは、果皮がきれいな赤い色で、傷がなく、持ってみて重量感があるものを選びます。国産のザクロは皮が割れると食べ頃なのですが、輸入もののザクロは熟しても皮が割れないので、ハリがあり、全体が赤くなったものが食べ頃です。室温で保存することができます。

また、取り出したザクロの実を密閉容器に入れて冷凍すると半年ほど保存ができ便利です。種が気になる場合は、果汁を搾ってジュースやシロップにします。グレナデンは英語で「ザクロのシロップ」を意味し、赤くて甘いグレナディン・シロップはお菓子やカクテルなどに使用されています。

主な効果

ザクロには、ビタミンB1・B2・C、葉酸、カリウム、鉄、カルシウム、酒石酸、クエン酸、アミノ酸、強い抗酸化作用のエラグ酸、タンニン、ポリフェノールのアントシアニンが豊富に含まれています。

ザクロにはさまざまな栄養成分が含まれています。特に、ミネラル類のカリウムは可食部100g中に250mg含まれます。カリウムは血圧のコントロールなどに関与する栄養素です。カリウムはいろいろな食品から摂ることができますが、高血圧予防の観点から、１日に3500mg摂ることが望ましいとされています。

またブルーベリーでも有名なポリフェノールのアントシアニンが含まれています。フェノール酸のエラグ酸はシミやソバカスの原因となるメラニンの発生を抑える効果があるとされ、美肌効果が期待されています。

またザクロの種子に含まれる女性ホルモンに似た働きを持つ天然植物性エストロゲンが、女性ホルモンの分泌を促し、更年期障害や骨粗鬆症の改善に効果があるとされ、女性にとっては、うれしいフルーツです。

ザクロは昔から気管支炎、動脈硬化、喘息の予防に良いとされ、抗ウイルス作用も期待されます。

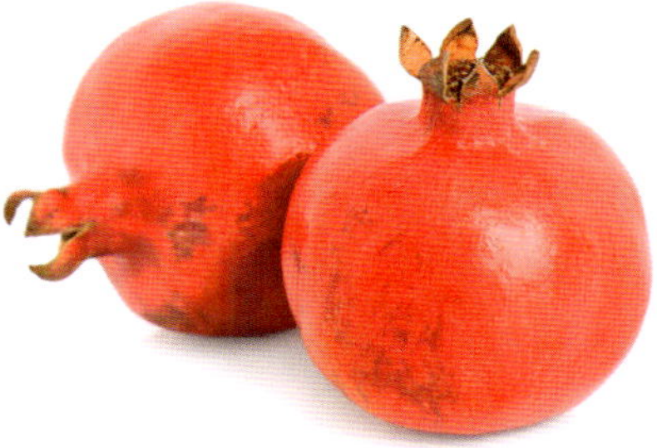

RECIPE

ザクロシロップの作り方

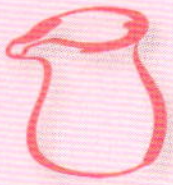

- ザクロ…500ｇ(約２個分)
- 砂糖…好みで250g～ザクロと同量

1　ザクロは皮に切れ目をいれ、皮を割って丁寧に実を取り出す（白い皮は取り除いて)。

2　煮沸した瓶にザクロの粒を半分と、砂糖を半分、残りのザクロと砂糖を交互に入れます。

3　冷蔵保存して、２週間ほどでルビー色のシロップが出来上がります。

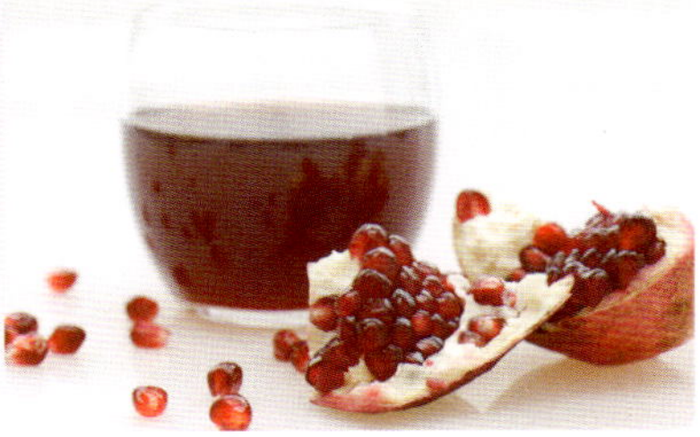

原産地　ユーラシア大陸の中央部、ロシア、中国、モンゴル、フィンランド

サジー・沙棘

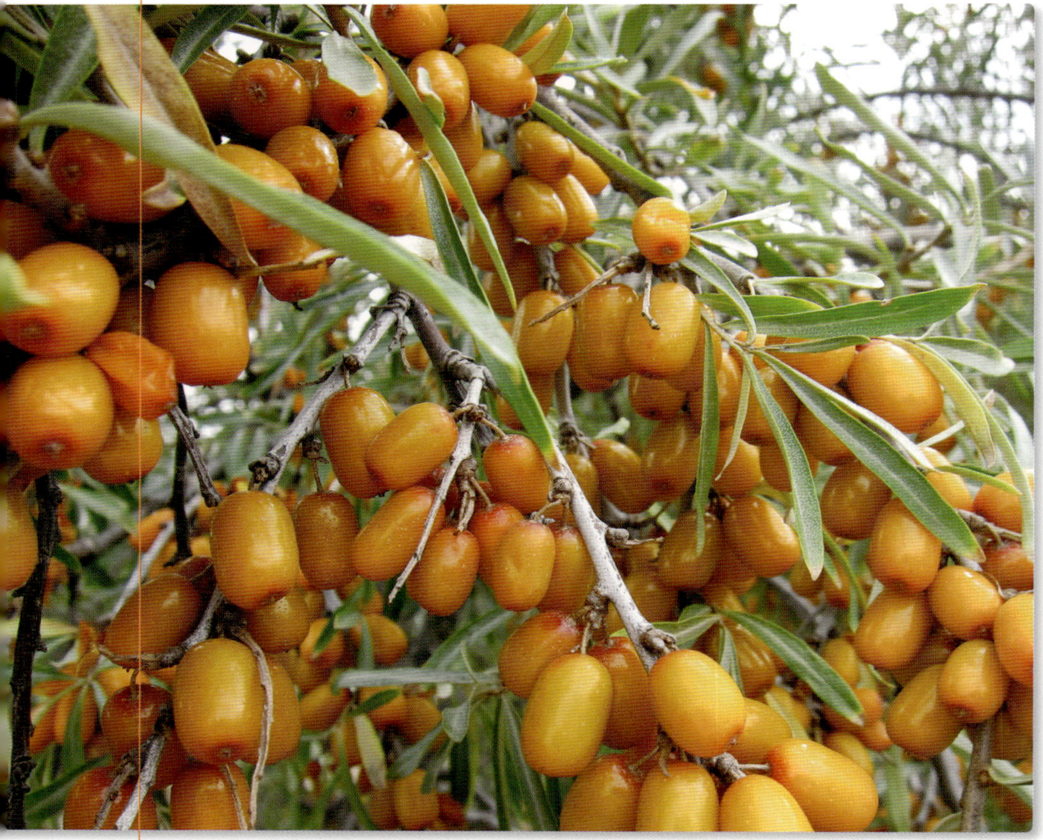

砂漠の人参といわれる
サジーはビタミン・ミネラルの宝庫

ロシアでは宇宙食として採用

サジーはグミ科ヒッポファエ属に属する落葉低木〜高木です。
ユーラシア大陸や、中国からロシアの砂漠・山岳地帯に自生するグミ科の植物で、樹高は0.5〜６ｍほど。
雌雄異株の刺のある木で、葉は緑白色で細長く、秋に8〜10mmのオレンジ色の実をつけます。
名前はシーバックソーン、シーベリーなど様々な名で呼ばれ、化粧品ではヒッポファエオイルという成分でも知られています。
サジーの歴史はとても古く、中国では2500年も前から万能薬として利用され、チベットの 古典医学書「四部医典」には、肺炎だけでも33種類のサジーの処方箋が掲載されているそうです。
またロシアでは、その高い栄養価が認められ、宇宙食として採用されています。

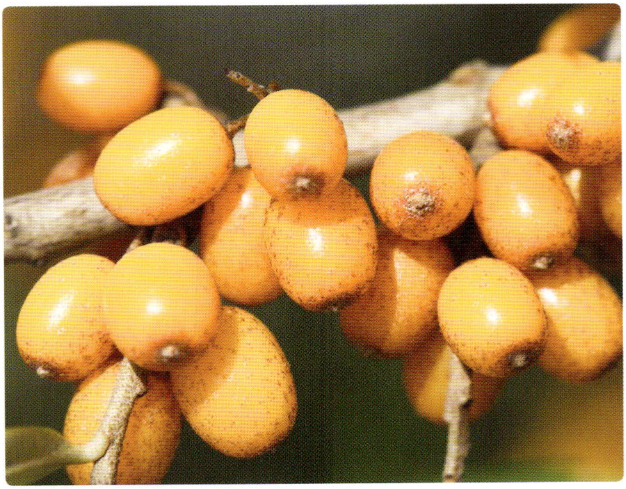

地球の歴史上最も古い植物？

サジーは、根にフランキア属という放線菌が共生し、どんな土壌にも適応し、窒素をあまり必要としないという強い生命力を持っています。サジーは二億年も前から存在していた地球の歴史上最も古い植物ともいわれています。

最近では砂漠化した土地の土壌流出防止や、食品や医薬品原料としての利用価値が高いことから、中国やその他の国々でも栽培が勧められています。生産は圧倒的に中国が多く、ロシアやドイツやフィンランドなど。日本では北海道などで栽培されています。

フィンランドなどではジャムや果実酒に利用されています。フルーツにおいてはめずらしく脂肪酸を多く含みます。酸味が強いため他の果物とミックスされ、ジュースなどに加工されています。

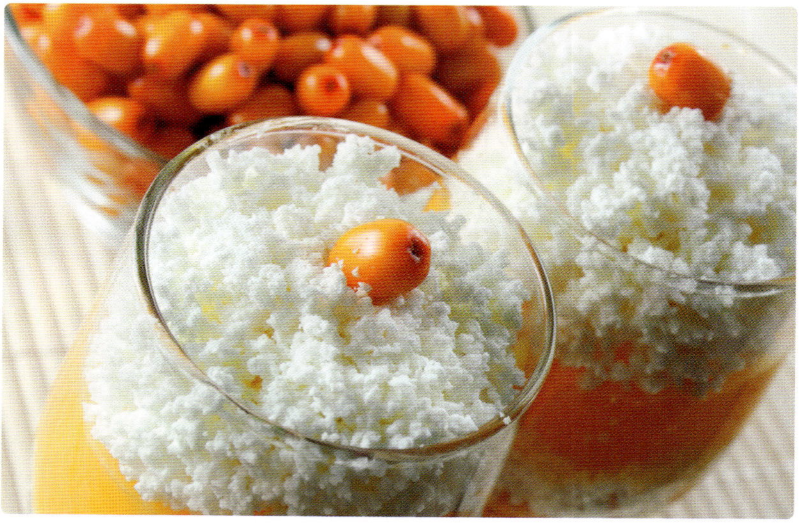

主な効果

サジーの果実には、ビタミンC・E・B・K、β-カロテン、葉酸、鉄、カリウム、カルシウム、亜鉛、セレン、食物繊維、有機酸、アミノ酸、強い抗酸化作用のポリフェノール類、フラボノイド、カロテノイドなど、200種類以上の成分が豊富に含まれています。

サジーは特に栄養価の高いフルーツです。

アミノ酸のアスパラギン酸の含有量が303mg/100gと多く、疲労回復や肝機能改善効果があります。またサジーに多く含まれるパルミトレイン酸、リノール酸、α-リノレン酸は、粘膜の健康維持や保湿性作用があり、医療用や化粧品などにも使われています。

サジーに含まれるこれらの非常に多くの栄養素の相乗効果で、各々の抗酸化能力がより強い作用で発揮され、免疫力を高め、生活習慣病予防、アンチエイジング、がんの予防、アレルギーの抑制作用、抗ストレスが期待されます。

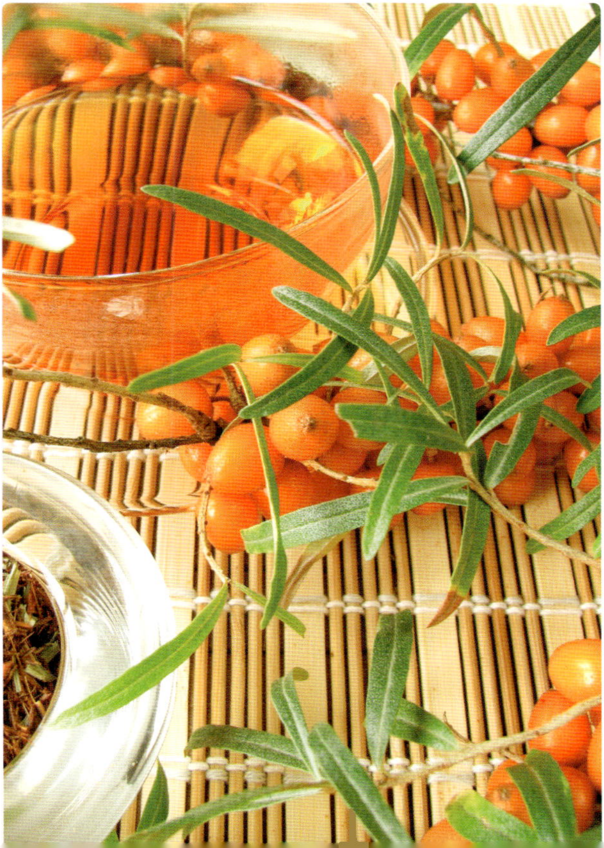

jabuticaba

原産地 南アメリカ中部、ブラジル、アルゼンチン、パラグアイ、ボリビア

ジャボチカバ

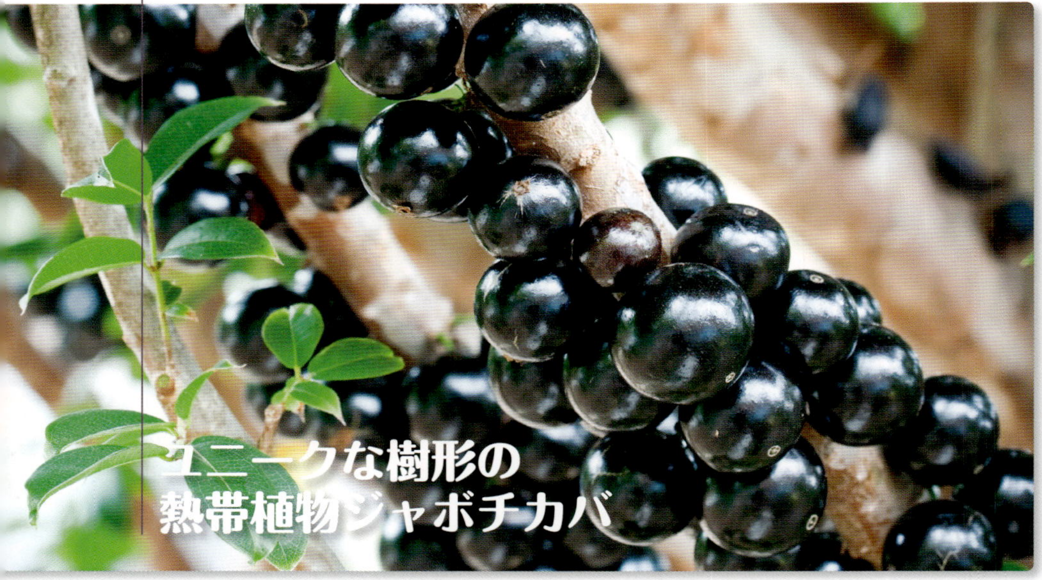

園芸でも人気のあるジャボチカバ

ジャボチカバは南アメリカ中部地域の山林に自生するフトモモ科の常緑性の高木です。幹に直接白い花を咲かせ、巨峰のような実が細い枝の先までびっしりと並ぶ、とてもユニークな樹形の熱帯の植物です。

ジャボチカバは、ブラジル先住民族トゥピの言葉で「亀のいる地」という意味で、原産地のブラジルでは一度植えれば孫の代まで収穫

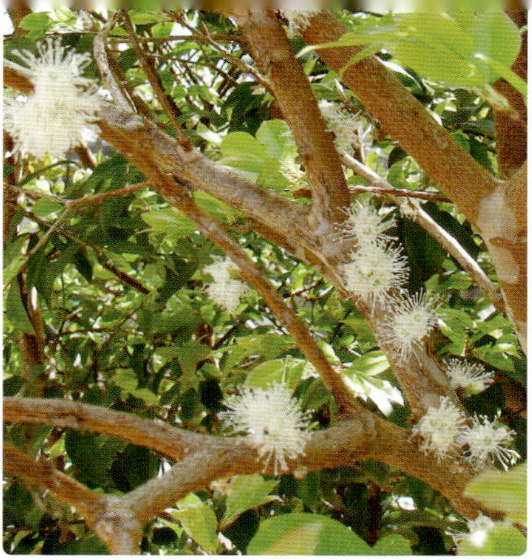

できるといわれています。古くから乾燥した果皮は煎じて、吐血、喘息、下痢、扁桃腺肥大の治療薬として伝統的に使われていたそうです。
日本でも温帯地方で生育が可能なことから、静岡、九州、沖縄などでわずかですが栽培されています。熱帯植物でも耐寒性があり鉢植えでもよく結実し、園芸でも人気があります。成長はゆっくりで、結実までに５年ほどかかります。苗は四季なりに実をつける大葉系と年2回収穫できる小葉系の2種類がよく売られています。
果実は見た目も味も巨峰に似ていて、ほんのりと南国の甘い香りがします。
果実は日持ちしない為、ゼリー、ジャム、ジュース、ワイン、リキュール等への加工に利用されています。

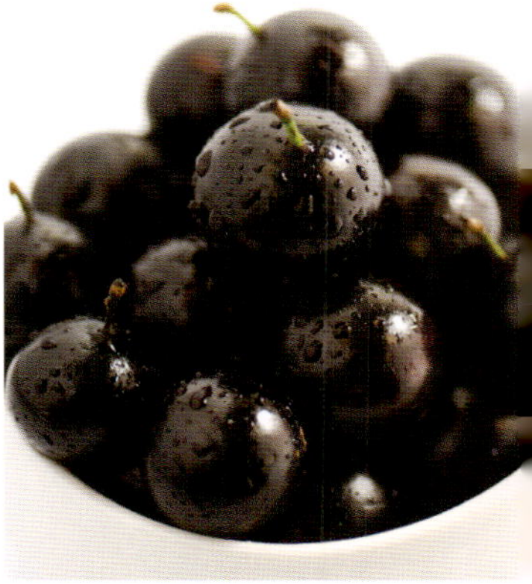

主な効果

ジャボチカバの果実には、ビタミンC、カリウム、強い抗酸化作用のポリフェノール類のタンニン、シアニンなどを含んでいます。
ジャボチカバはポリフェノールがブルーベリーの2倍以上もあり、ビタミンCもレモンより多く含まれ、糖度は15～18度もあります。
渋みの成分で高血圧と脳卒中に効果があるとされるタンニンと、抗炎症、毛細血管の保護に効果があるとされるシアニンなどのポリフェノール類を豊富に含んでいます。

elder

原産地 ヨーロッパ、北アメリカ

セイヨウニワトコ

古くからハーブとして親しまれてきた天然の薬箱セイヨウニワトコ

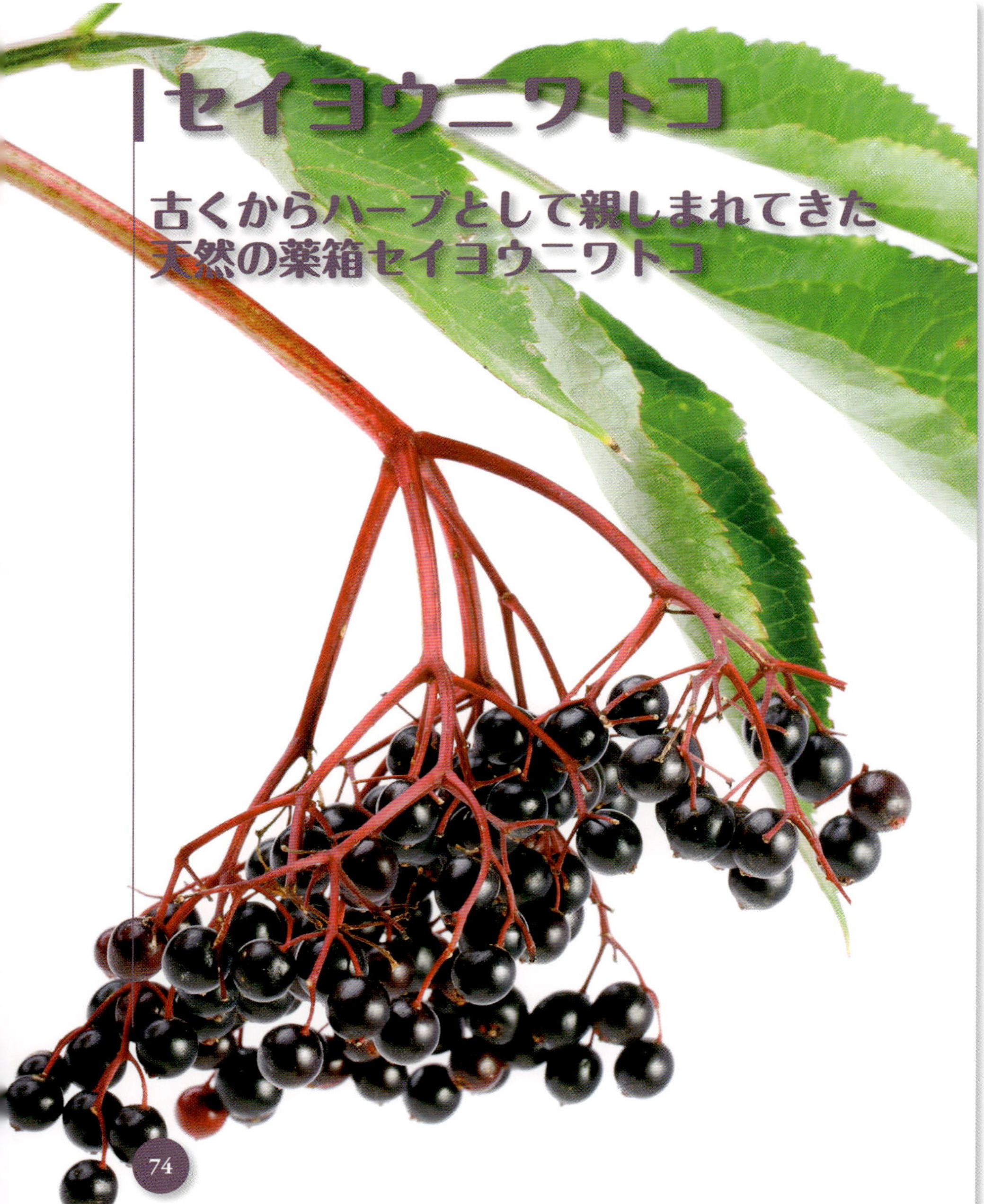

マスカットの香りのセイヨウニワトコの花のシロップ

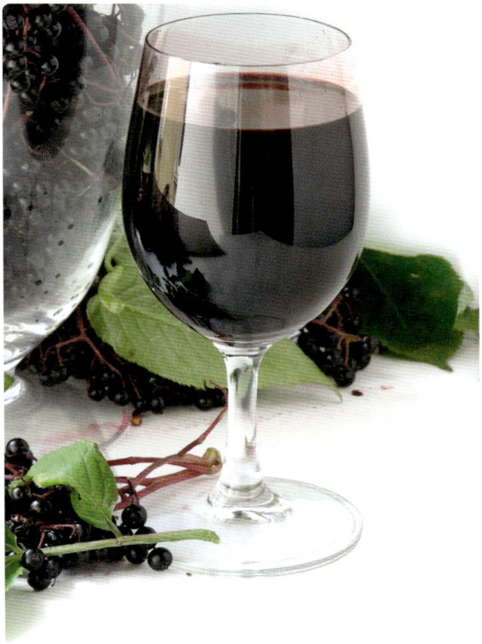

セイヨウニワトコは、ヨーロッパ、北アメリカに広く分布するスイカズラ科ニワトコ属の落葉低木～中高木です。

樹高２～10mになり、初夏に白い小さな花が咲き、９月ころに直径３mmほどの黒紫色の小さな実を付けます。

ヨーロッパではセイヨウニワトコを「天然の薬箱」と呼び、古くからハーブとして親しまれてきました。花から実、葉、枝、根にいたるまで全て活用されます。また、さまざまな伝説や物語に登場し、魔除けやお守りの木として、庭に植えられてきました。

イギリスでは家庭で親しまれる

日本名のニワトコはセイヨウニワトコの近縁種で、日本ではニワトコの枝や幹などを外用薬として打撲や骨折に用いたことから、接骨木（せっこつぼく）とも呼ばれています。

セイヨウニワトコの果実は酸味があり、生でも食べられますが、ジ

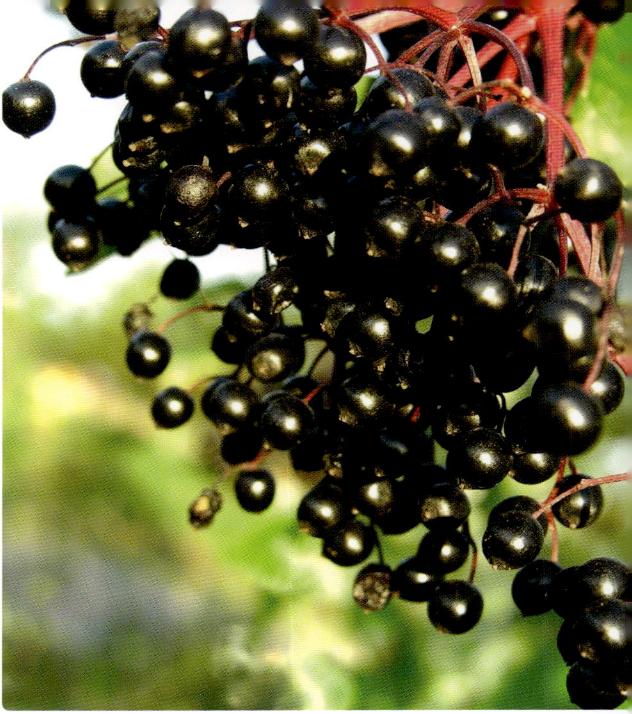

ャムやゼリー、フルーツソース、果実酒などにします。
マスカットの香りのする花は乾燥させて、衣で揚げたフリッターや、またドレッシング、お菓子の香り付けに利用されています。
摘みたての花と砂糖を煮詰めて作るエルダーフラワーコーディアル（シロップ）は、イギリスでは家庭で親しまれている伝統的な健康飲料です。水や炭酸水などで割って飲みますが、子供用の風邪の予防薬としても使われます。

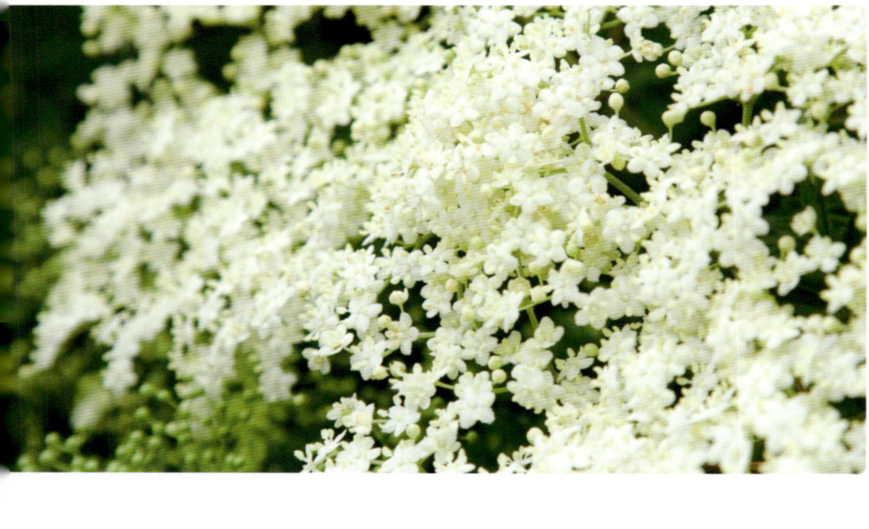

主な効果

セイヨウニワトコの実には、ビタミンA・C、鉄、カリウム、食物繊維、強い抗酸化作用のタンニン、ポリフェノールのアントシアニン、フラボノイドのケルセチン、カロテノイドのルチンなどが含まれています。
アントシアニン、フラボノイドをはじめとする豊富なポリフェノールを含むセイヨウニワトコは古くからハーブとして、抗菌、炎症を抑える民間療法に用いられてきました。
風邪、インフルエンザや花粉症などのカタル症状（粘膜の炎症）を緩和、喉の痛みや炎症を抑制、発汗・利尿作用、解熱・鎮痛、うがい薬、歯痛、疫病予防などの作用があるとされています。
欧米ではセイヨウニワトコは「インフルエンザの特効薬」と呼ばれ、ハーブを医薬品として利用する場合の効果と安全性を協議する委員会「ドイツコミッションE」では風邪薬として承認されています。
セイヨウニワトコのシードオイル（エルダーベリーオイル）には、必須脂肪酸のγ-トコフェロールとα-リノレン酸が豊富で、薬用化粧品やアロマテラピーでも利用されています。

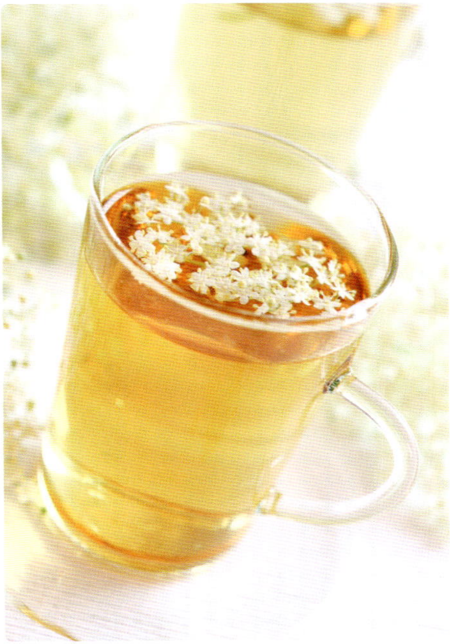

※セイヨウニワトコの生の果実、種子、樹皮には青酸配糖体が含まれるので、多量に食べると吐き気やお腹を下す場合があります。

原産地　南アメリカ

パイナップル

爽やかな酸味と甘くジューシーなパイナップルで疲労回復

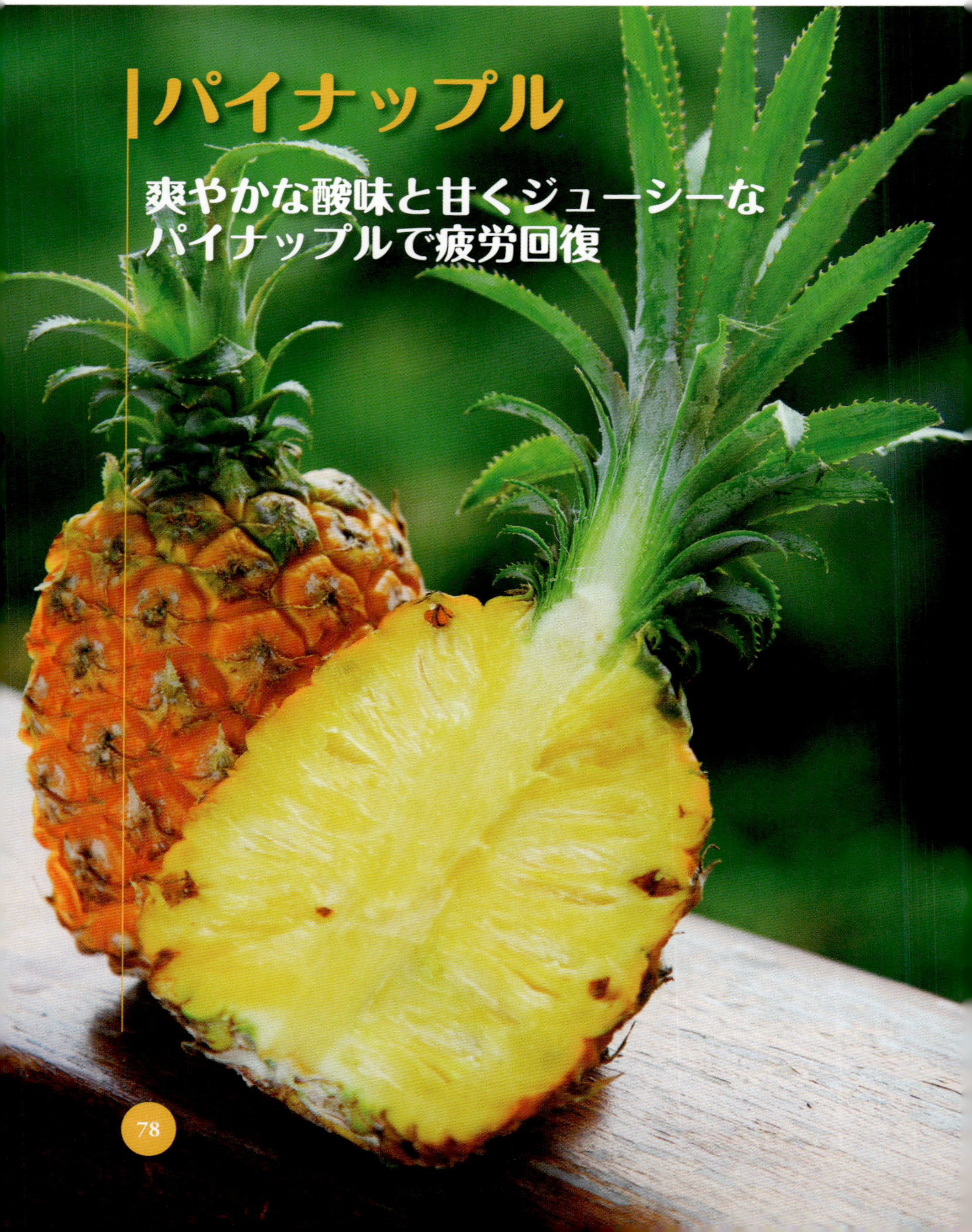

パイナップルの実が成るまでに２年間

原産地はブラジル南部で、パイナップル科常緑多年草の植物です。果実の形が松傘(パイン)のようで、リンゴのような味から名付けられたパイナップルは、コロンブスが新大陸を発見した15世紀には、すでに先住民よって栽培化されていたそうです。

パイナップルは多年草で木に実るのではなく、１つの株に実ります。１年半で１個目を収穫して、それから半年後にもう１個収穫され、１株から２個しかとれません。

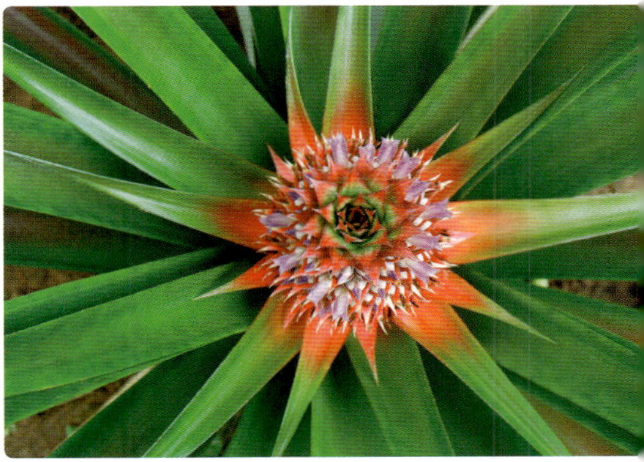

実が成るまでなんと2年間もかかります。

パイナップルの世界生産量は2008年には1,927万トン。タイが世界の約1/3の生産高で、フィリピン、ブラジルが次いで多く、日本では主に沖縄県で約１万トン生産されています。

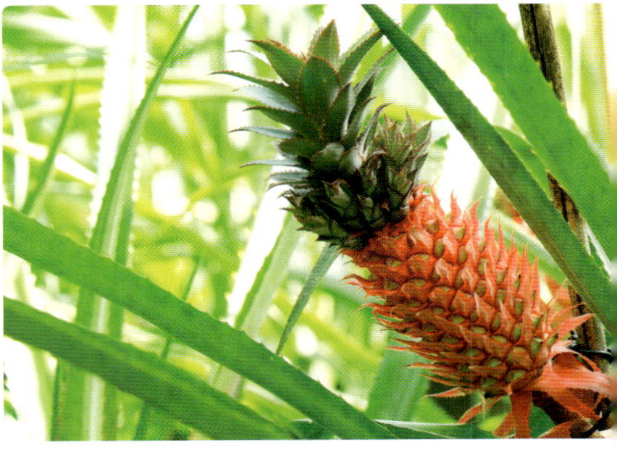

パイナップルには200種以上の品種があります。現在は甘みが強く酸味の少なくジューシーなものが多くなりました。代表的なハワイ種のスムース・カイエン、手でちぎって食べられるスナックパイン、ピーチの香りがするピーチパイン、スウィーティオなどがあります。

舌がピリピリするのはタンパク質分解酵素

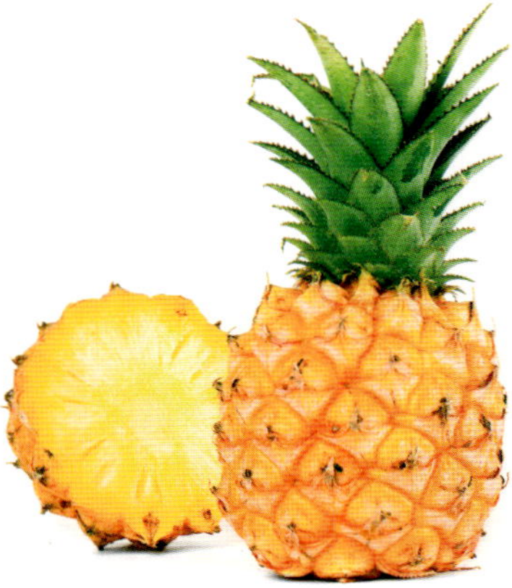

パイナップルのおいしい見分け方は、お尻の方から甘い良い香りがしているものを選びましょう。追熟はしないので、買った時が食べ頃です。
パイナップルは甘くて糖度が高く感じられるため、高エネルギーと思われがちですが、実は丸ごと一個食べてもエネルギーはごはん一杯程度です。食物繊維も多く満腹感があり食べ過ぎを防いで、ダイエットに効果があります。
生のパイナップルを食べ過ぎると舌がピリピリすることがありますが、これは「ブロメライン」というタンパク質分解酵素のためです。
生のパイナップルジュースに肉を漬けておくと柔らかくなりますが、これがブロメライン酵素の効果です。また、ブロメラインは消化も促してくれるので、肉料理の付け合わせにパイナップルは最適のフルーツです。ただしブロメライン酵素は60度以上で加熱するとこの働きがなくなってしまいます。

主な効果

パイナップルには、ビタミンC・B1・B2、クエン酸、マンガン、鉄、銅、マグネシウム、カリウム、食物繊維、ブロメラインなどが豊富に含まれています。

パイナップルの主成分は糖質で、その大部分はショ糖や果糖類です。また、糖質の分解を助け、代謝を促すビタミンB1を多く含み、さらにビタミンB2やC、クエン酸などにより、疲労回復や夏バテ、老化防止などに効果があります。

特にクエン酸は疲労物質である乳酸の分解を促すことにより、疲労回復、食欲増進などの効果やカルシウムの吸収を助ける働きもあるといわれます。

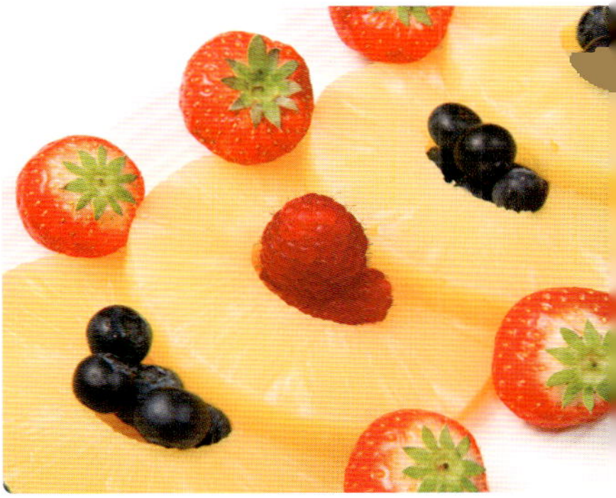

ブロメラインは消化を促し、胃もたれを防ぐと共に、腸内の腐敗物質を分解するため、ガスの発生、排泄物の悪臭を防ぐ働きも期待できます。

さらに食物繊維は便通を促進し、コレステロールや体の毒素を排出するデトックス効果も期待でき、腸内環境を整えてくれます。

RECIPE

鶏手羽肉とパインのコラボ

さっぱりしてほんのり甘くワインとも相性がよい、
いつもとひと味ちがうチキンです

- 鶏手羽肉(チューリップ,又は骨付きチキン)…15～20本
- パイナップル…約１／2本
- チキンブイヨン…約大さじ１
- ウスターソース…適量
- にんにく…１片
- しょう油…カップ１／4
- 砂糖…(お好みで)

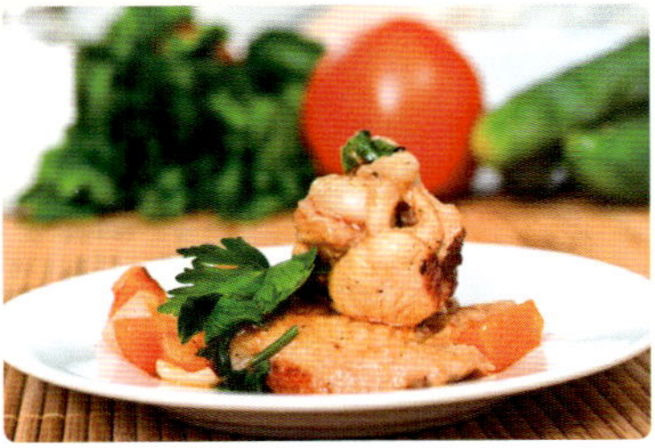

1　にんにくを二つ割りにして、切り口を鶏手羽肉チューリップに、こすりつける。

2　生のパイナップルは皮と芯をとり、カップ1/2の水とミキサーにかけるか、細かくカットする。このパイナップルに肉を１時間漬けておきます。

3　鍋に鶏手羽肉チューリップを漬けたパイナップルと調味料を加えて火にかけ、中火でゆっくりと汁が無くなるまで煮詰めると出来上がりです。

原産地　アフリカ

バオバブ

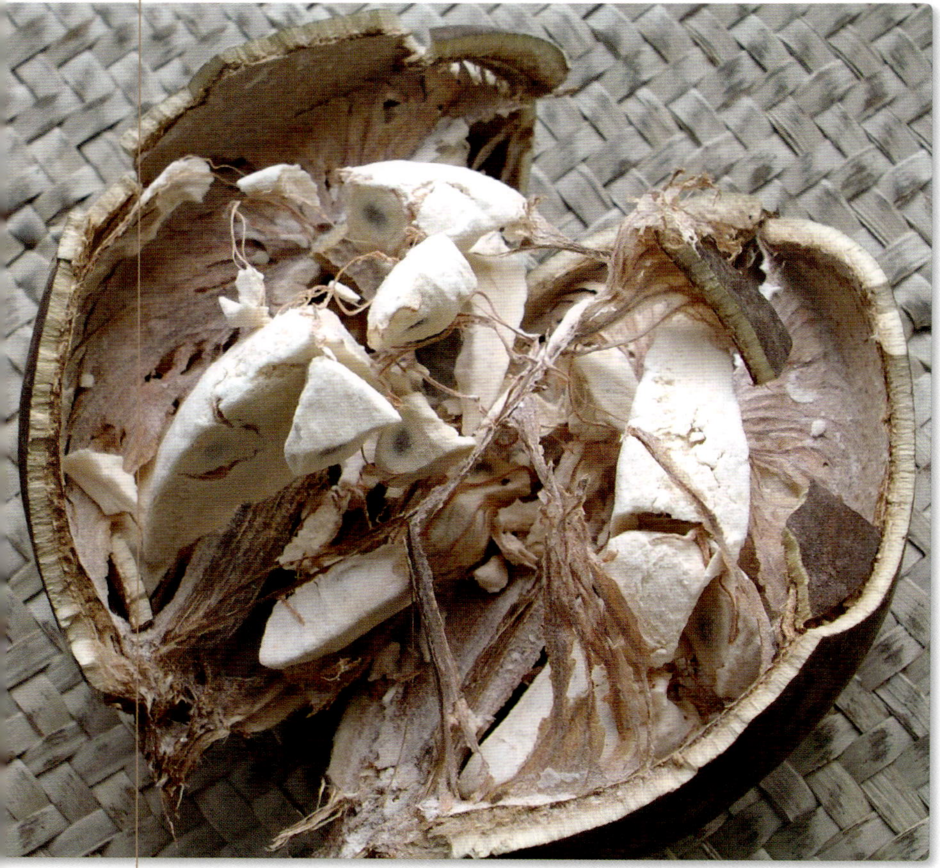

「星の王子さま」でおなじみ
アフリカの生命の木

精霊の宿る木バオバブ

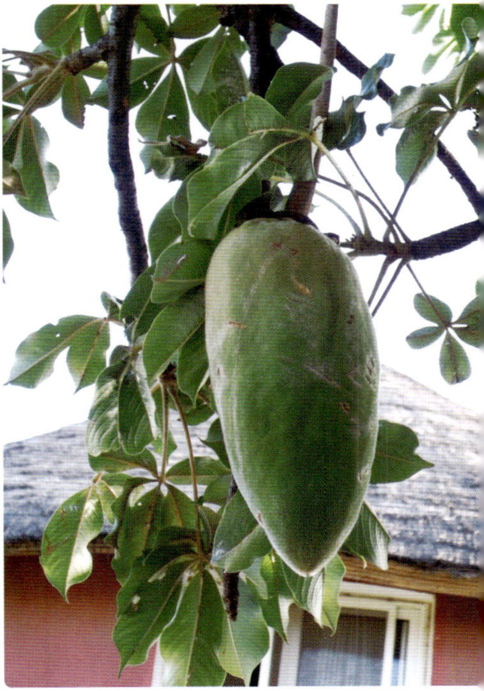

地球上に存在する最も大きな木といわれるバオバブの木。
アオイ目アオイ科でアフリカの草原に自生し、幹の直径は５～10ｍ、高さは20ｍを超えることもあります。
とっくりのようなユニークな形の幹で、枝はその上部に集まり、枝の広がりは少なく、葉もあまり付きません。幹はスポンジ状の構造になっていてここに水をタンクのようにためることができ、アフリカの雨が降らない気候のもとでも枯れることはありません。
またこの幹には年輪がないため樹齢を調べることがなかなか難しいとされていますが、その樹齢は1000年とも2000年とも言われています。
アフリカの過酷な状況の中で大きく育ち、長く生きながらえる神秘的なバオバブは精霊の宿る木として現地の人々に崇められています。
日本では余り馴染みがないかもしれませんが、「星の王子さま」に登場してきた木といえばイメージできる

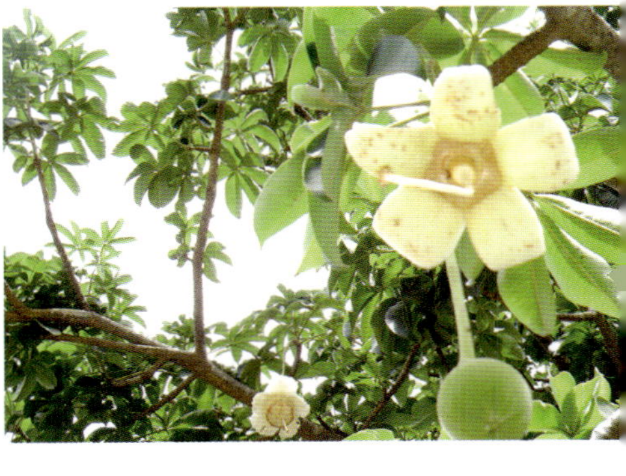

方も多いのではないでしょうか。

作中では王子さまの星を壊そうとする木として描かれていますが、アフリカでは太古の昔より食料や薬、日用品の原料として様々に利用することができ、「生命の木」と呼ばれ非常に重宝されている木です。

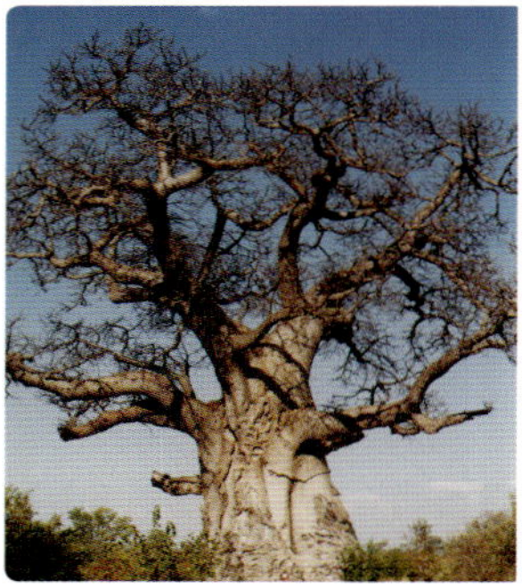

ミネラル、ビタミンの宝庫

特にココナッツのようなバオバブの実、バオバブフルーツはミネラル、ビタミンの宝庫です。

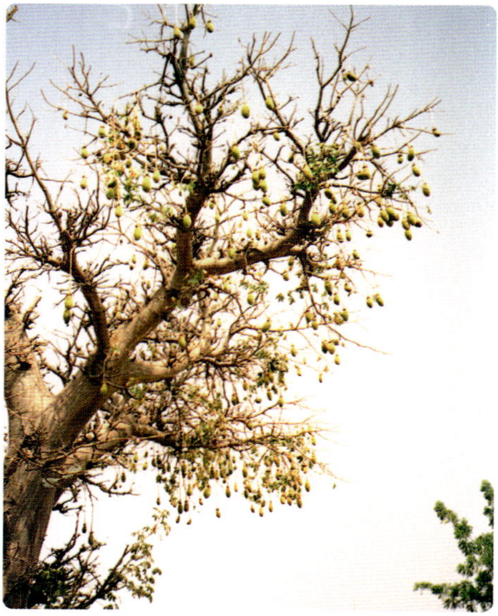

EU で新しい食品に対してその安全性を評価したものをノベルフードとして認める制度が始まっていますが、最近、バオバブフルーツの果肉もそれに認定されました。

アフリカではバオバブの伐採が問題視されているため、優れたフルーツとして活用されることが期待されています。

主な効果

バオバウはカルシウム、リン、鉄、カリウム、ナトリウム、マグネシウム、亜鉛、マンガンなどのミネラルと、ビタミンA・B1・B2・B6・C、ナイアシンなどのビタミンが豊富に含まれています。

カルシウムは牛乳よりも多く、ビタミンCはオレンジの約6倍、ポリフェノールも持ち合わせているため、非常に強い抗酸化力があり「スーパーフルーツ」と呼ばれています。

現地では乾燥した果肉を水や牛乳に溶かして栄養ドリンクのようにして飲まれているそうです。

種子からはオレイン酸、リノール酸など不飽和脂肪酸を多く含んだバオバブオイルが採れます。保湿力が高く、皮膚を柔らかく保つことができるオイルで、顔だけでなくヘアケア、ボディケア、スキンケア、マッサージなど用途は広く全身に使えます。

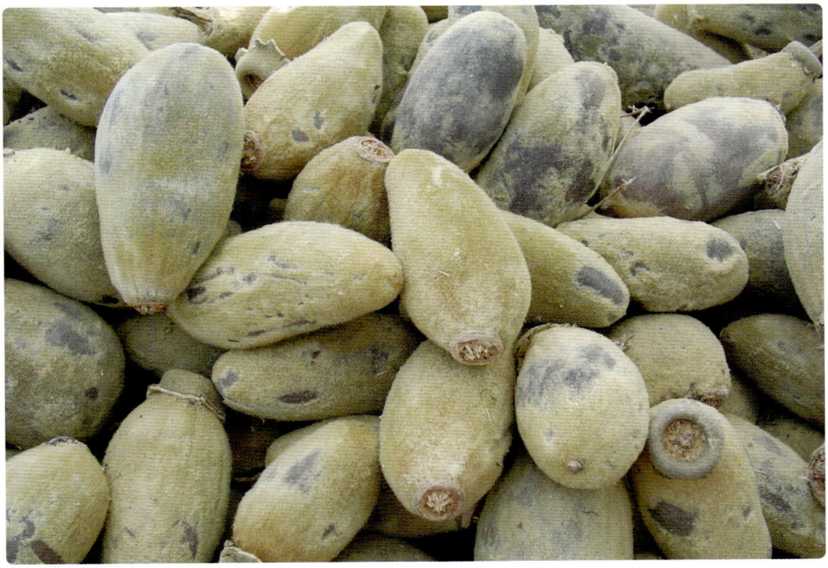

原産地　北アメリカ、チリ、オランダ

パッションフルーツ

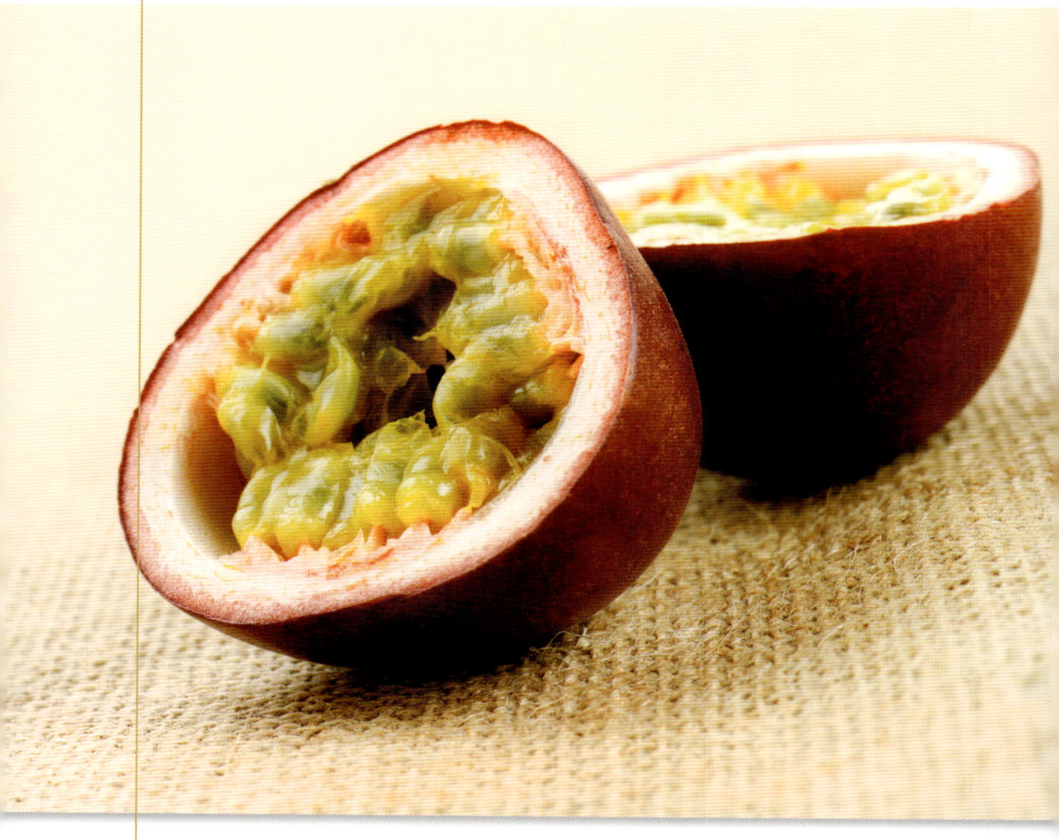

南国の芳香、爽やかな酸味、
種の食感が魅力のパッションフルーツ

半透明のゼリーと種をスプーンで

南国を思いおこさせるような芳香が特徴的なパッションフルーツ。

トケイソウ科トケイソウ属の常緑つる性多年草です。

原産は南米で、熱帯から亜熱帯地域にかけて広く生産が行われており、ブラジルが最大の生産国です。日本には明治時代に伝わり、沖縄や奄美諸島といった亜熱帯地方で多く生産されています。

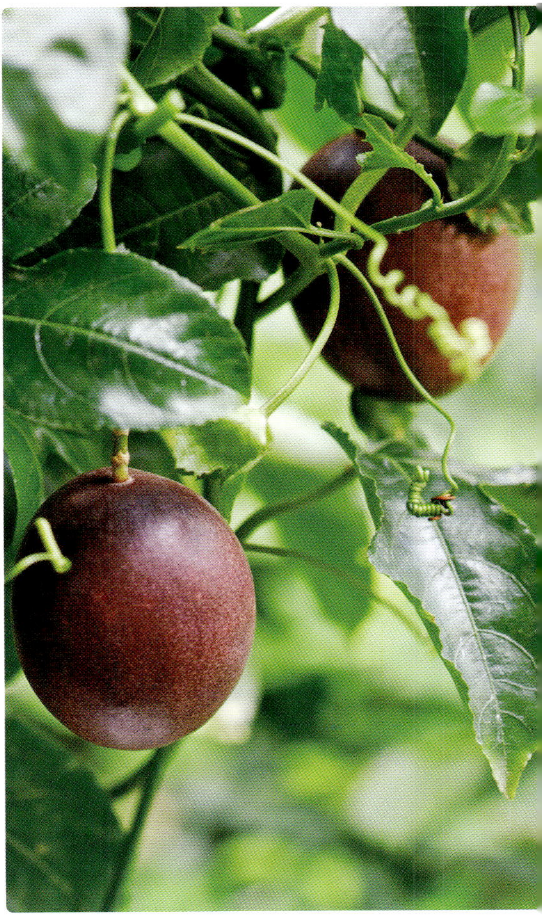

南国のフルーツで「パッション」と名がつくとそれは「情熱」を意味するのかと思われるかもしれませんが、このパッションはそういう意味ではありません。

17世紀の始め頃、スペイン人のイエズス会の宣教師が南米で自生するパッションフルーツの花の雄しべと雌しべが十字架にかけられたキリストに見えたことなどからキリストの受難の意味での「passion（パッション）」に由来しています。

日本では十字架というより時計の長針と短針のように見えたことからクダモノトケイソウという和名があります。

果実の大きさは4～6cmほどになります。卵形で果皮が紫色のパープルグラナディラという品種が多く出まわります。
中には種を包んだオレンジ色の半透明のゼリー状の果肉と果汁が詰まっており、種も一緒にスプーンで食べるのが一般的です。
また、ジュースやジャム、料理の香りづけにも使われます。
収穫時や店頭に並んでいる時は果皮がツヤツヤした状態であることがほとんどですが、室温で追熟させると果皮にシワが寄り、酸味が抜けてよりいっそう甘みが増します。

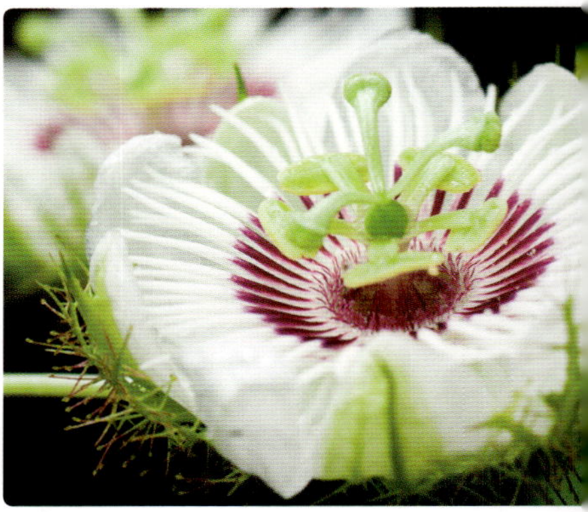

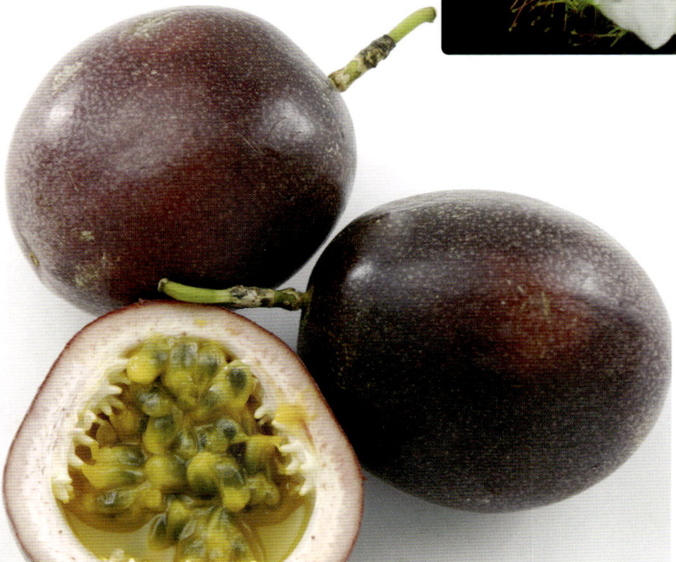

主な効果

パッションフルーツには、β-カロテン、カリウム、ナイアシン、リノール酸、葉酸などを豊富に含みます。

100 gの新鮮なパッションフルーツには葉酸が86 μgと多く含まれています。またパッションフルーツにはβ-カロテンが多く含まれます。β-カロテンは摂取すると体内でビタミンAに変わり、視力を保持、老化を防止する働きが期待できます。目を酷使する現代人、アンチエイジングを気にする人は意識して摂りたい栄養素です。

また、ほかに体内のミネラルを調節するカリウム、血流を良くするナイアシン、核酸やたんぱく質を合成する葉酸、コレステロール値を下げる食物繊維、肌の潤いを保つビタミンC、アミノ酸を合成するビタミンB6を含みます。このような有益なビタミン、ミネラルを凝縮したパッションフルーツは高血圧や心筋梗塞の予防、貧血の改善、粘膜や皮膚の保護、消化の促進、腸内環境の調整など健康を維持するために役立てることができます。

特に葉酸は果物のなかでも多く含まれトップクラスです。この葉酸は妊娠中に不足すると胎児に影響を与えるといわれています。また葉酸は水に溶けやすく熱や光に弱いため、生でそのまま食べられるパッションフルーツは効率的に葉酸を摂取することができます。妊娠を計画する女性や妊婦さんにおすすめの貴重なフルーツです。

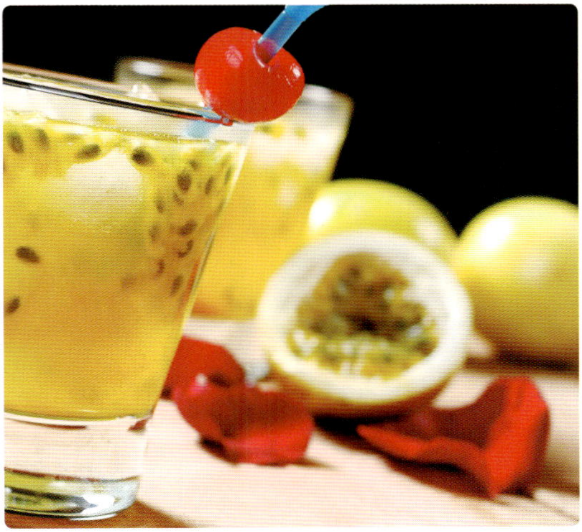

banana

原産地　熱帯アジアのマレーシア地方

バナナ

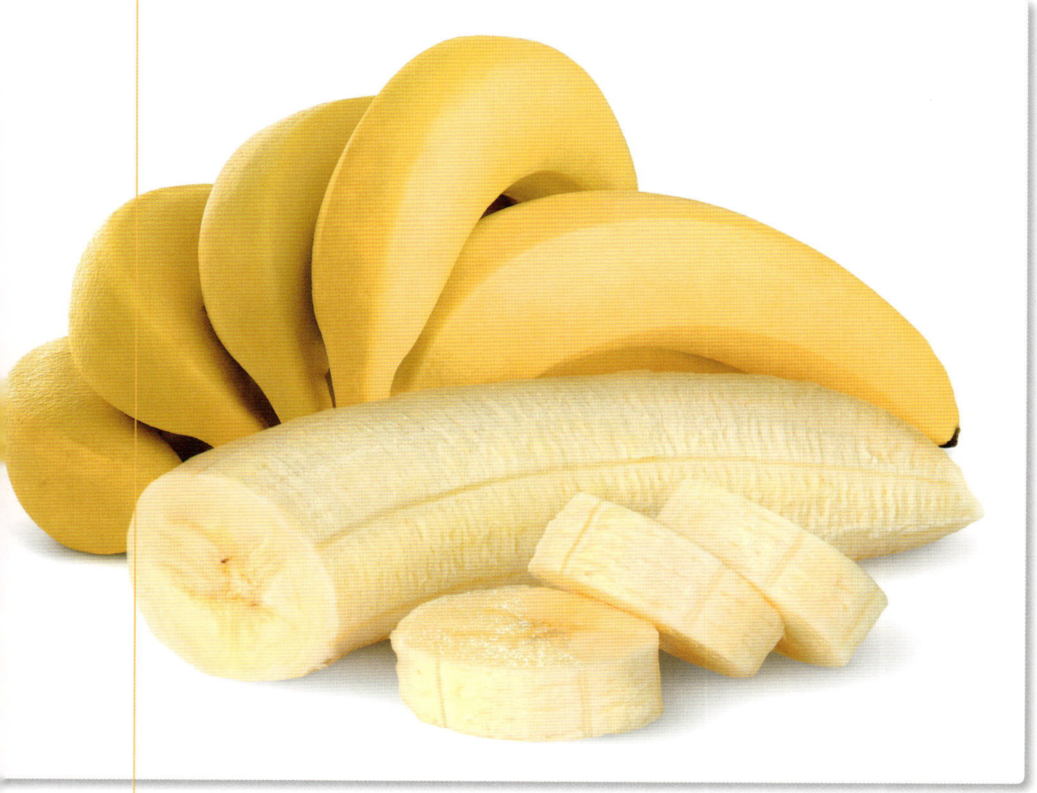

セロトニンの原料である
トリプトファンが
多く含まれる癒しのフルーツ

バナナは手軽なエネルギー補給、おやつに最適なフルーツ

バナナは、バショウ科バショウ属で多年草の植物です。バナナの歴史はとても古く、栽培化されたのは紀元前数千年前といわれています。

バナナの生産世界一はインドで、年間生産量は約2,700万トン。世界では毎年9,700万トンのバナナが生産されています。日本は年間約100万トンものバナナを輸入しており、この数は輸入される全ての果物の約6割を占めているそうです。

バナナは手軽なエネルギー補給、おやつに最適なフルーツです。バナナのエネルギーは1本のカロリーは85kcal。ご飯1杯250kcalの約3分の1です。しかも、バナナには、吸収されてすぐエネルギーに変わるブドウ糖をはじめ、果糖、ショ糖、でんぷんなど、さまざま

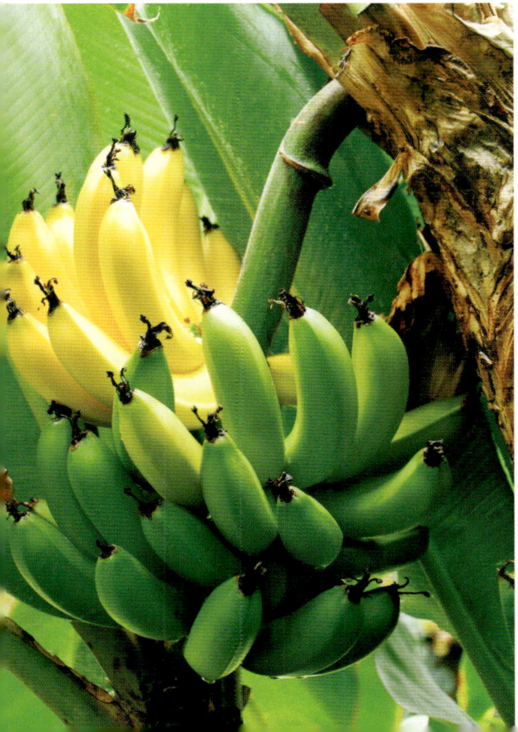

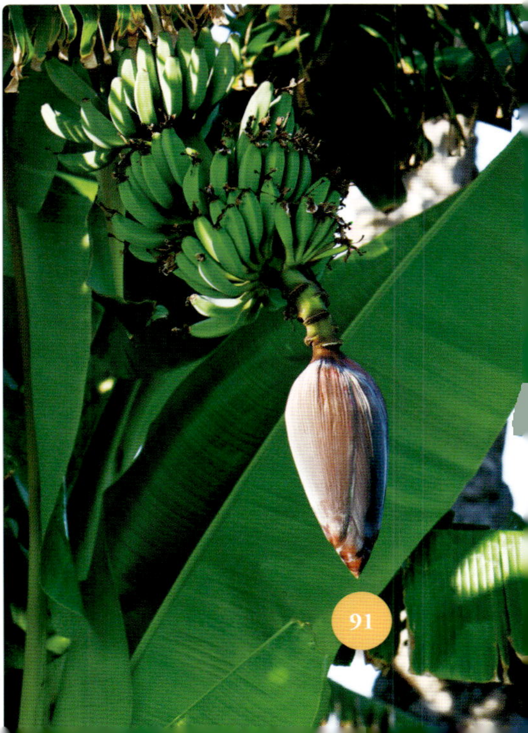

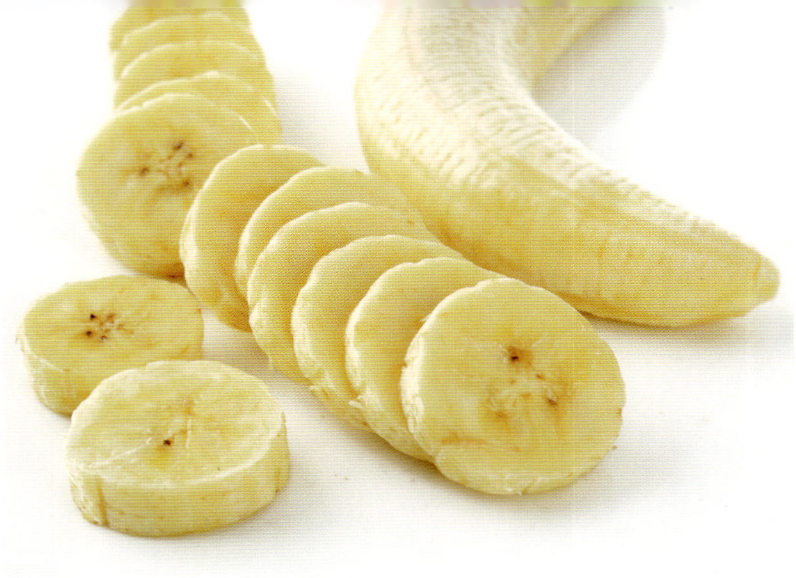

な糖類が含まれており、吸収される速度が異なるため、エネルギーが長く持続します。

バナナは冷蔵保存では黒ずんでしまうので常温で保存します。バナナはソテーしても美味しく温デザートもおすすめです。

主な効果

バナナには、ビタミンC・B1・B2・B6、カリウム、マグネシウム、オリゴ糖、食物繊維、トリプトファン、強い抗酸化作用のポリフェノールのプロアントシアニジン、タンニンなどが豊富に含まれます。

バナナにもビタミンC はミカンの2分の1個分ほど含まれ、ビタミンB6、ナイアシン、ビタミンB群も豊富なため、疲労を早く回復させてくれます。食物繊維、糖質の一種であるオリゴ糖も含み、胃や腸の働きを整えます。タンニンやポリフェノールのプロアントシアニジンも含みます。

バナナには、セロトニンの原料であるトリプトファンが多く含まれています。

さらに、バナナには、セロトニンを作る時に必要なビタミンB6、脳の栄養源であるブドウ糖も豊富です。トリプトファンは神経アミノ酸と呼ばれていて、セロトニンと呼ばれる神経ホルモンに変換するアミノ酸です。セロトニンは、癒しのホルモンとも呼ばれ、心を安定させる働きがあります。
バナナのミネラルも豊富で、とくにカリウム、マグネシウムが多く、心臓や筋肉系に働くミネラルとしても有名です。
カリウムは余分なナトリウムの排泄を促して、血圧を下げる働きがあります。高血圧、心臓病にはカリウムが不足しないようバランスを心がけてください。カリウムを含む食品として真っ先にあげられるのがバナナです。

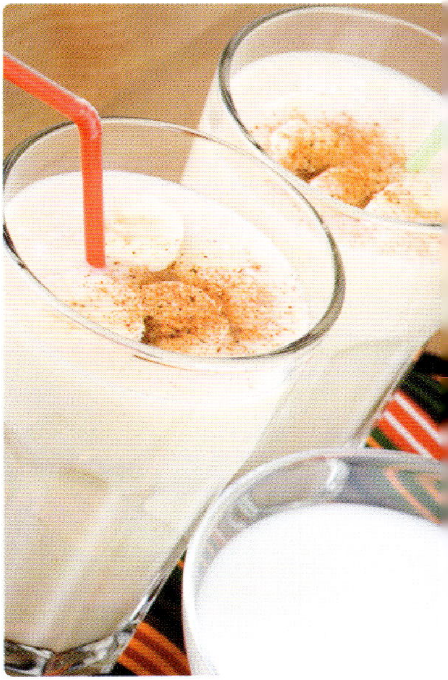

COLUMN

脳や心臓を動かすナトリウムとカリウムの話

人の体では電気が発生し、心臓や筋肉を動かしています。この電気を発生させる仕組みの鍵がナトリウムとカリウムのおよそ１対１のバランスです。
細胞膜の内と外でいつも100ミリボルトの電位差が生じています。この人体の電気を作って運ぶのはナトリウムやカリウムやカルシウムのイオンです。細胞内にはカリウムイオンが多く、細胞外にはナトリウムイオンが多く存在しています。細胞の内と外で、およそ１対１の割合になっています。このナトリウムとカリウムが細胞膜を出入りすることで電気は生まれます。ナトリウムとカリウムの正しいバランスが保たれることで、脳と心臓は正常に活動することができるのです。

bilberry whortleberry

原産地 スカンジナビア半島、北部ヨーロッパ・アジアの高山

ビルベリー

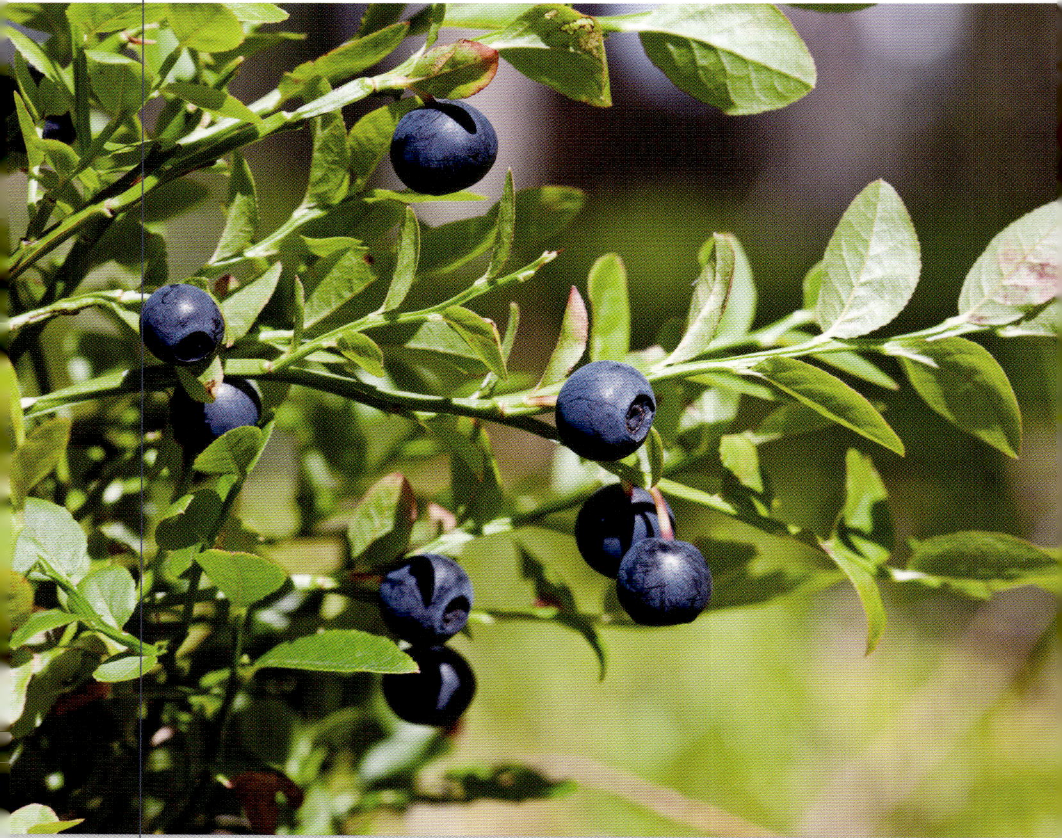

北欧では古くからハーブや薬草として利用されてきたビルベリー

果肉も濃い青紫色の北欧産の野生種ビルベリー

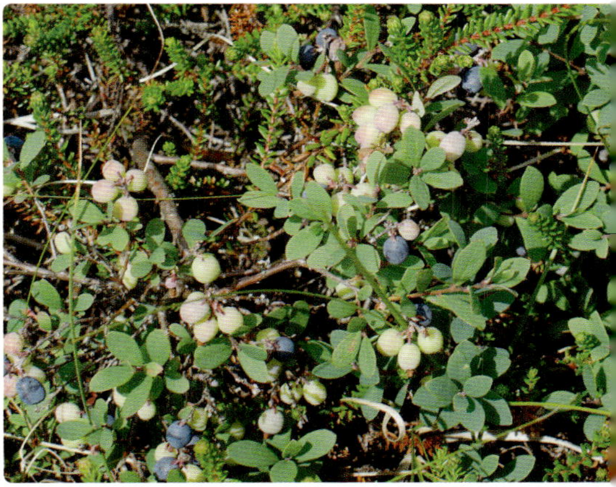

ビルベリーはヨーロッパのブルーベリーと良く似た野生種で、樹高20～40cmほどのツツジ科スノキ属の多年生落葉低木です。夏に直径６～８mmほどの濃い青紫色の酸味のある果実をつけます。
北欧の森や南欧の高山に自生し、北欧・ラップランド地方のビルベリーは太陽の沈まない白夜で紫外線から身を守るためにアントシアニンを蓄えているといわれています。
ビルベリーは果肉の中まで濃い青紫で、栽培種のブルーベリーよりも青紫色の天然色素アントシアニンの含有量が３～５倍あるといわれています。

「ブルーベリーの王様」と呼ばれる

ビルベリーは、同じツツジ科の植物のブルーベリーと節が異なるので厳密にはブルーベリーではありませんが、似ている部分が多いローブッシュブルーベリーの仲間として「ブルーベリーの王様」ともいわれています。
イギリスではホワートルベリー、マウンテンベリー、ドアーフベリー、ブレーベリーとも呼ばれています。

果実は酸味があり生でも食べますが、ジャムやケーキ、お茶や果実酒やそのほか、さまざまな料理に使います。北欧では昔からお腹の調子が悪い時に温めてスープにして飲むなど、古くからハーブや薬草として利用されてきました。

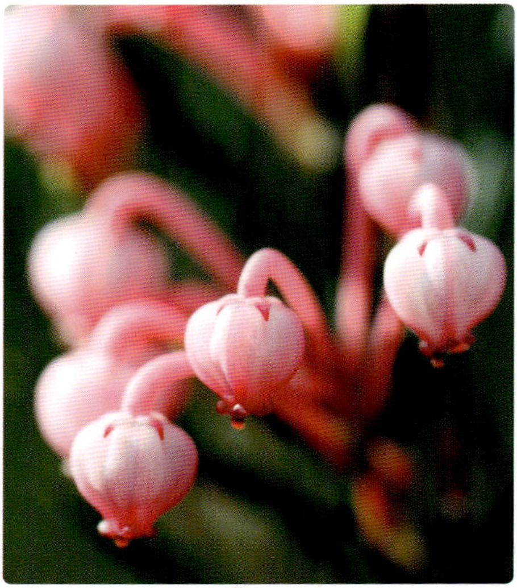

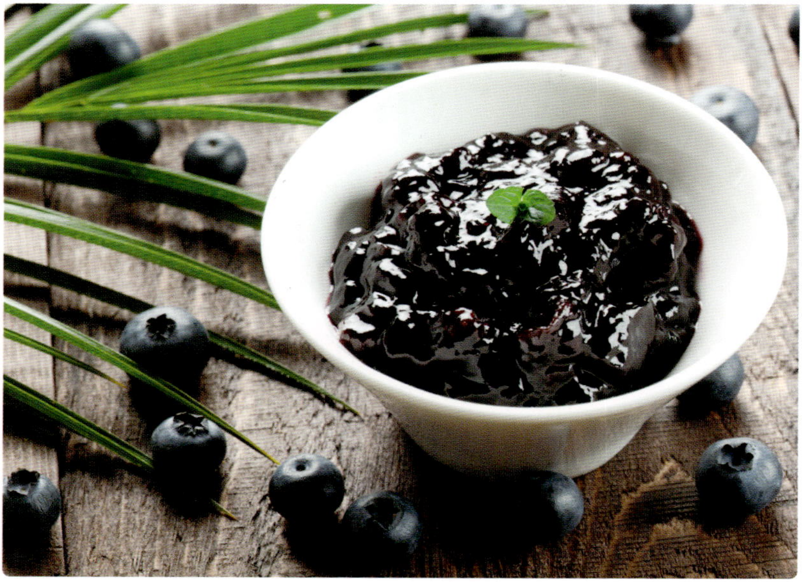

主な効果

ビルベリーの実は、カロテン、ビタミンC・E、葉酸、アミノ酸、食物繊維を豊富に含み、強い抗酸化作用のポリフェノールのデルフィニジン系やシアニジン系のアントシアニンを豊富に含んでいます。
血の循環を良くするアントシアニンは、眼精疲労の改善や血管保護作用、血糖を正常に保つ作用、生活習慣病予防の効果があるといわれています。
また、最近の研究では花粉症が発症する前にビルベリーを食べておくと、くしゃみや鼻水、目のかゆみの原因となる「ヒスタミン」の分泌量を減少させ、花粉症を予防する働きがあることがわかってきています。
アントシアニンは世界各国において研究され、サプリメントやエキスとして利用されています。ビルベリーは多くの研究がされ、ビルベリー抽出物はヨーロッパでは、医薬品として認可されています。
また、ビルベリーには、食物繊維も豊富に含まれるので、腸内環境を整えてくれます。

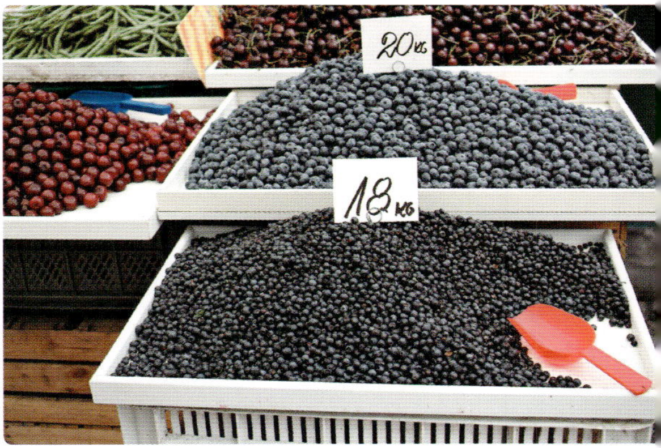

COLUMN

●ブルーベリーの研究のきっかけ

ブルーベリーの名が世界中に広く知られるようになったのは、第2次世界大戦中の出来事がきっかけだといわれています。
毎日パンにビルベリージャムをたっぷりとつけて食べていたパイロットが、夜間飛行の最中に、「薄明かりの中でもはっきりと周りの景色が見えた」と証言したことで、イタリア、フランスの学者がブルーベリーの研究を開始したそうです。
その結果、野生種のブルーベリーやビルベリーに含まれるアントシアニンが目の働きを助ける効果があることがわかったそうです。

原産地 世界中に分布

葡萄

世界に10,000種以上あるブドウ、ポリフェノールも健康をサポート

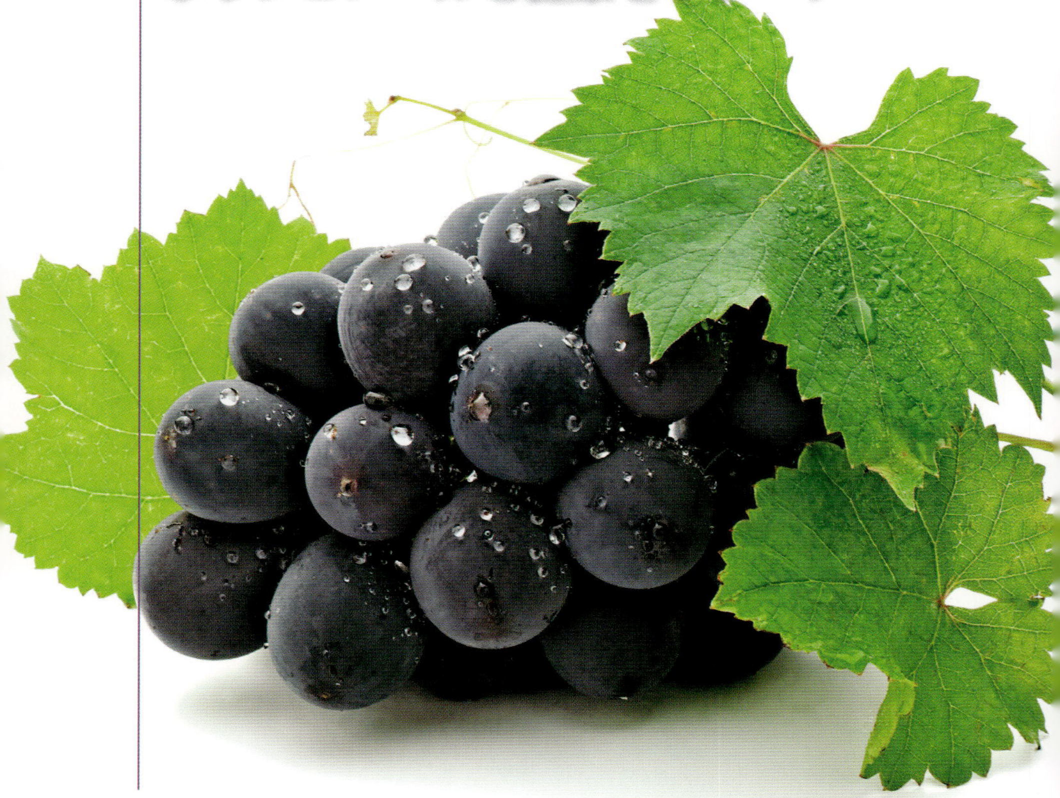

世界中で親しまれるブドウ

秋の味覚として身近に親しまれるブドウは、ワインやフレッシュフルーツとして私たちの食卓を潤してくれます。

ブドウの歴史は古く、ギリシア神話にはバッカスが、古代エジプト文明の壁画にも栽培の様子が描かれています。

ブドウ科の落葉つる性低木で、世界に10,000種以上あるといわれています。日本では山梨県、長野県、山形県が主な生産県です。

小粒で糖度が高いデラウェア、大粒で紫黒色の甘くジューシーな巨峰、巨峰とマスカットの交配のピオーネ、赤色ヨーロッパ品種の中で人気が高い甲斐路、紫紅色で酸味と少し渋みがありワインの原料にもなる甲州などが代表格です。日本では巨峰が生産量一位になっています。日本ではほとんどが生食用になりますが、世界では大半がワインの醸造用となっています。

種無しブドウの代表といえばデラウェアですが、最近は巨峰も種無しが多くなりました。昭和33年頃、ジベレリンを使用したら、偶然にもブドウが種無しになったといわれています。ジベレリンは果物自身が作る物質で「植物ホルモン」と呼ばれています。これ以降種無しデラウェアが広まったそうです。

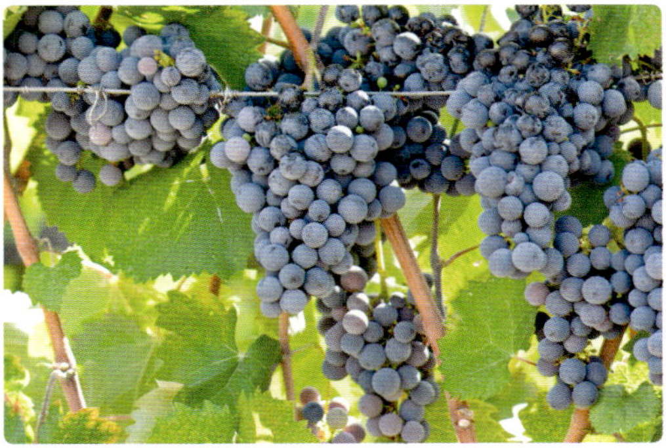

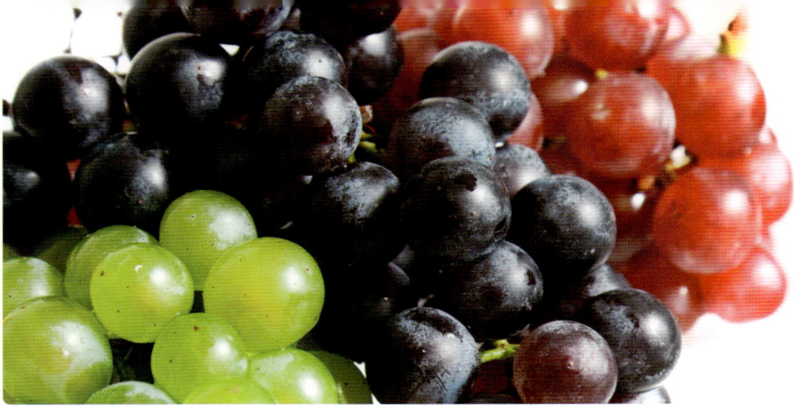

ブドウ糖や果糖はすぐにエネルギー源

ブドウに含まれる糖質、ブドウ糖や果糖はすぐにエネルギー源に変わりエネルギーの補給に役立ちます。
またカリウムは100g中130mgと比較的多く含まれています。

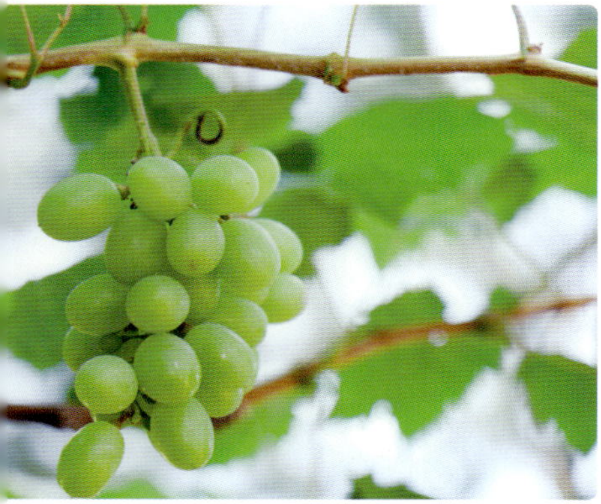

干しブドウは生果実に比べ、カリウムやカルシウム、鉄、マグネシウム、銅などが5〜20倍もアップします。
貧血や骨粗しょう症の予防など、女性の強い味方です。またカリウムは利尿効果があるのでむくみや高血圧症に効果があります。ただし、糖分も多くなるので一度に食べ過ぎず、毎日少しずつ摂るようにしましょう。

主な効果

ブドウには、ビタミンB1・B2、カリウム、カルシウム、マグネシウム、鉄、銅、マンガン、亜鉛、リンゴ酸、食物繊維、強い抗酸化作用のポリフェノールの一種のアントシアニン、タンニン、プロシアニジン、ケルセチン、カテキン、レスベラトロールなどが豊富に含まれています。

アントシアニンをはじめとするポリフェノールは皮や種に豊富に含まれています。
またブドウには、最近話題のレスベラトロールも含まれ、発ガンを抑制する働きや長寿遺伝子を活性するとされ注目されています。眼精疲労回復、高血圧予防、肝機能強化、疲労回復、アンチエイジング効果が期待されます。
また、水溶性の食物繊維であるペクチンが含まれており、便秘を解消してくれます。
ブドウの種子にはプロアントシアニジンが含まれ抗酸化力を持ちます。また種子からとれる油はグレープシードオイルと呼ばれ、リノール酸やオレイン酸を豊富に含み、血管サラサラ効果のほか、油の酸化に強く料理にも使われます。

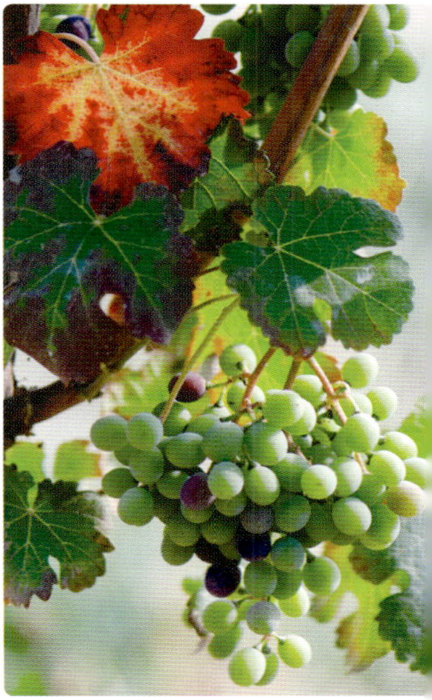

COLUMN

長寿遺伝子「サーチュイン遺伝子」とは？

最近、遺伝子の中で老化を抑制し、体を若々しく保って寿命を延ばすという「長寿遺伝子」が医学界でも注目されています。この遺伝子を活性化する働きを持つ物質がブドウの皮やワインに含まれるとされ、テレビ番組等でサーチュイン遺伝子やレスベラトロールの効果について紹介され、話題になりました。
レスベラトロールは赤系の色のブドウの果皮やワインやブルーベリー、クランベリー、コケモモ、ラズベリーなどのベリー類、リンゴの皮、ザクロ、イチゴ、ピーナッツの渋皮など木の実や果物の皮に多く含まれています。
しかし、その量はごく微量で、ブドウやワインを摂ることによって、人がどのくらい長生きできたかということなど、人体でのはっきりした結果はまだ実験データ不足で、今後の研究に期待がかかります。

原産地 北アメリカ

ブラックベリー

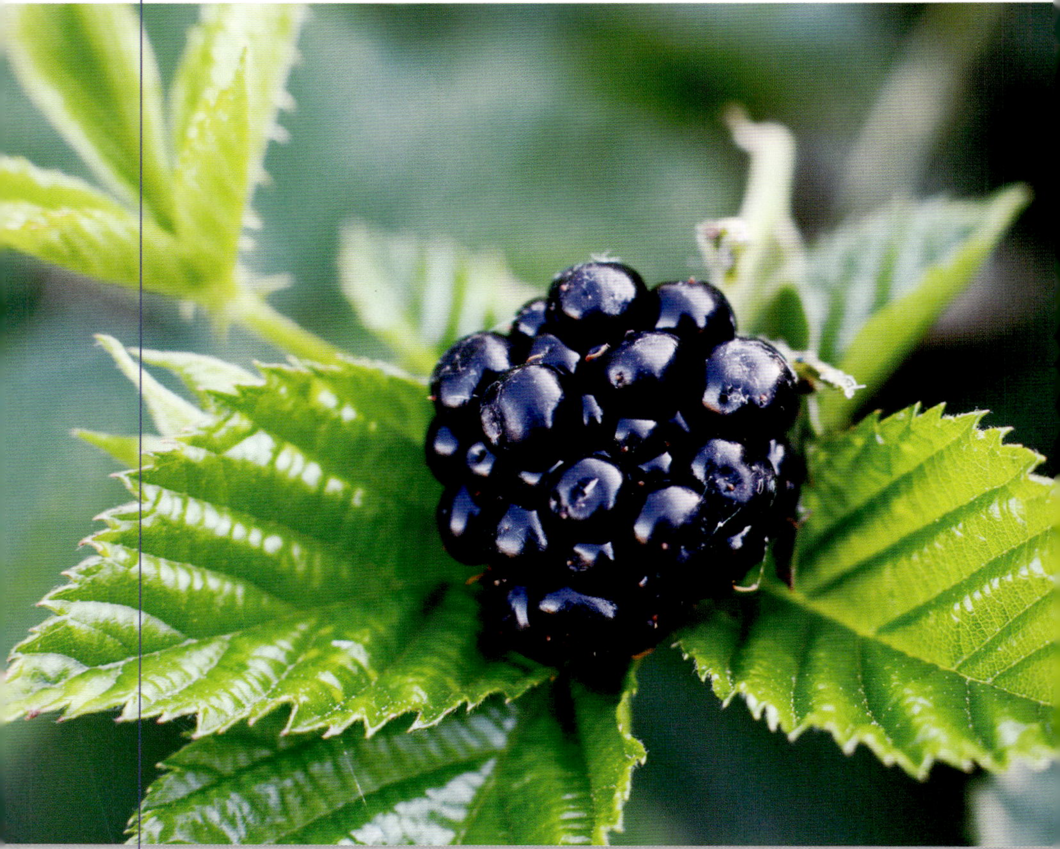

リンゴとブラックベリーのパイは イギリスで定番

森の黒い宝石ブラックベリー

ブラックベリーはバラ科キイチゴ属の落葉つる性低木でラズベリーの仲間です。昔から北ヨーロッパやアメリカなどで親しまれ、栽培されていました。歴史は古く、ヨーロッパでは古代ギリシャ時代から、北アメリカでも先住民族が古くより利用してきました。日本に入ってきたのは、明治初期といわれています。和名はセイヨウヤブイチゴといいます。

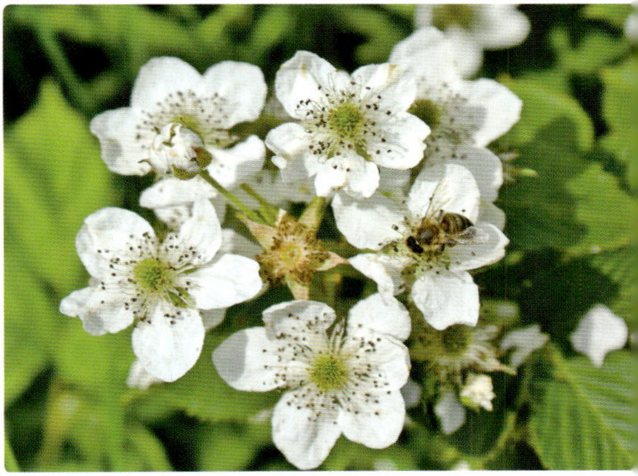

ブラックベリーの果実の大きさは1～2cmで、葡萄のような集合果となりますが、ラズベリーとはやや形が異なります。

ブラックベリーは果汁が多く、ほどよい酸味と甘みがあり、ジャムやリキュールなどのほか、チーズケーキやヨーグルト、ミルクシェイクにしても美味しく、乳製品とよく合います。

また、ヨーロッパではブラックベリーの葉のハーブティーもあります。イギリスではブランブル（bramble）と呼ばれるリンゴとブラックベリーのパイは定番です。

簡単に栽培ができ繁殖力が強く丈夫

丈夫なブラックベリーは、ラズベリーよりも耐寒性に劣りますが、耐寒性・耐暑性もあり、初心者の人でも育てやすく、庭の木や鉢植

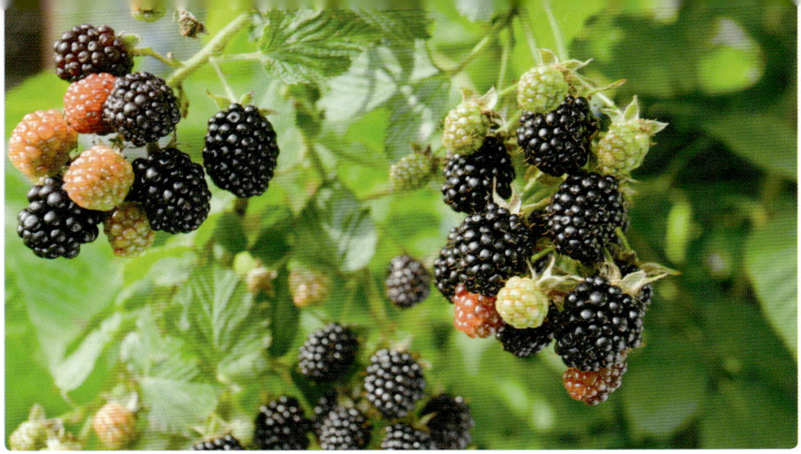

えとして楽しめ、繁殖力が強く丈夫で、挿し木で簡単に増やせます。手軽に栽培が出来るので、収穫できたら自家製ジャムに挑戦してみましょう。

主な効果

ブラックベリーの果実には、ビタミンC・B1・B2・B6・E、葉酸、カリウム、カルシウム、マグネシウム、鉄、銅、亜鉛、マンガン、リン、食物繊維、強い抗酸化作用のポリフェノール類のアントシアニン、エラグ酸、タンニン、ルチンなどが豊富に含まれています。

ブラックベリーはビタミン、ミネラルが豊富で、バランスよく含まれており美容と健康の強い味方です。

アントシアニンはブルーベリー同様に多く含まれています。眼精疲労の回復や血液循環の流れを良くし、毛細血管を保護し、免疫力を高め、生活習慣病予防、がんの予防、アレルギーの抑制作用、抗ストレスが期待されます。

タンニンは胃粘膜のタンパク質と結合して皮膜を作ることにより、炎症を起こした粘膜への刺激を緩和し、軽い下痢止め、止血作用、解毒などの整腸作用があるとされています。

ブラックベリーの葉も、タンニンやフラボノイドを含みます。ヨーロッパの民間療法では葉が傷の洗浄に使われました。

ブラックベリーはエラグ酸の含有率が多く、エラグ酸はメラニンを作る酵素チロシナーゼの働きを抑制することで、メラニンの生成を抑え、美白効果が期待されます。また種子に含まれるカロテノイド類のルチンも強い抗酸化作用を持ち、メラニンの生成抑制作用で、ビタミンCの効力をより強くしてくれます。

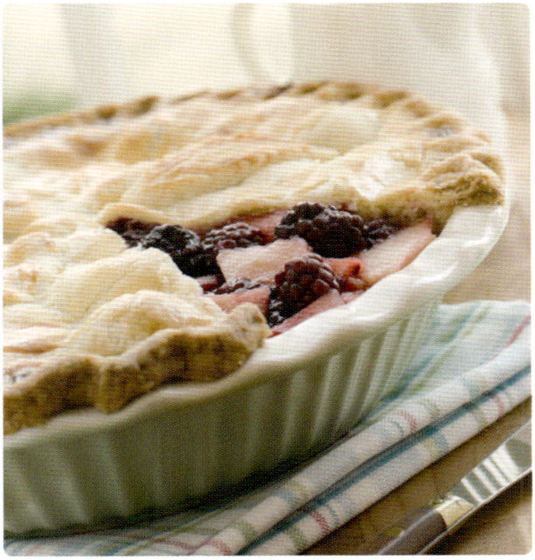

RECIPE

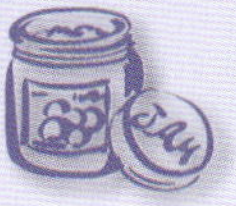

ブラックベリーの手作りジャム

- ブラックベリー…300g
- 砂糖…100g～果実と同量近く砂糖(長く保存する場合)
- レモン汁…1/4個分

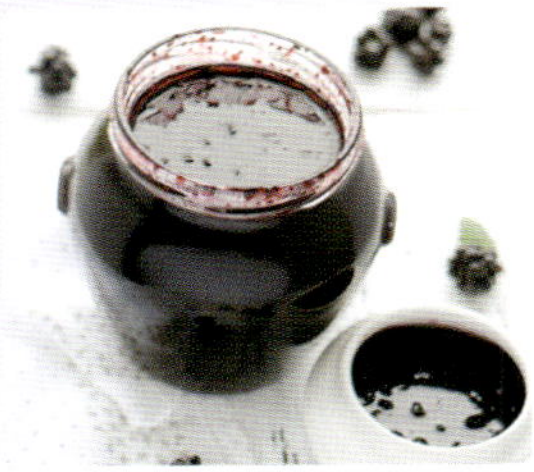

1　完熟のブラックベリーを摘み取り、少しずつ冷凍保存しておきます。

2　鍋に摘みたてや冷凍保存のブラックベリーと砂糖を入れ、全体にまぶして30分ほどおいて、水分が出てしんなりしたら、中火で加熱します(水は入れません)。

3　一煮立ちしたら弱火にして、アクを取り、レモン汁を加えます。焦がさないようにかき混ぜながら好みの固さで火を止めます。

4　煮沸消毒して乾燥させた瓶に流し込んでいきます。冷める前に蓋をきっちりとして、ブラックベリージャムの完成です。

※種の食感が気になる場合はザルやガーゼでこします。

原産地 イタリア（シチリア島・マルタ島）

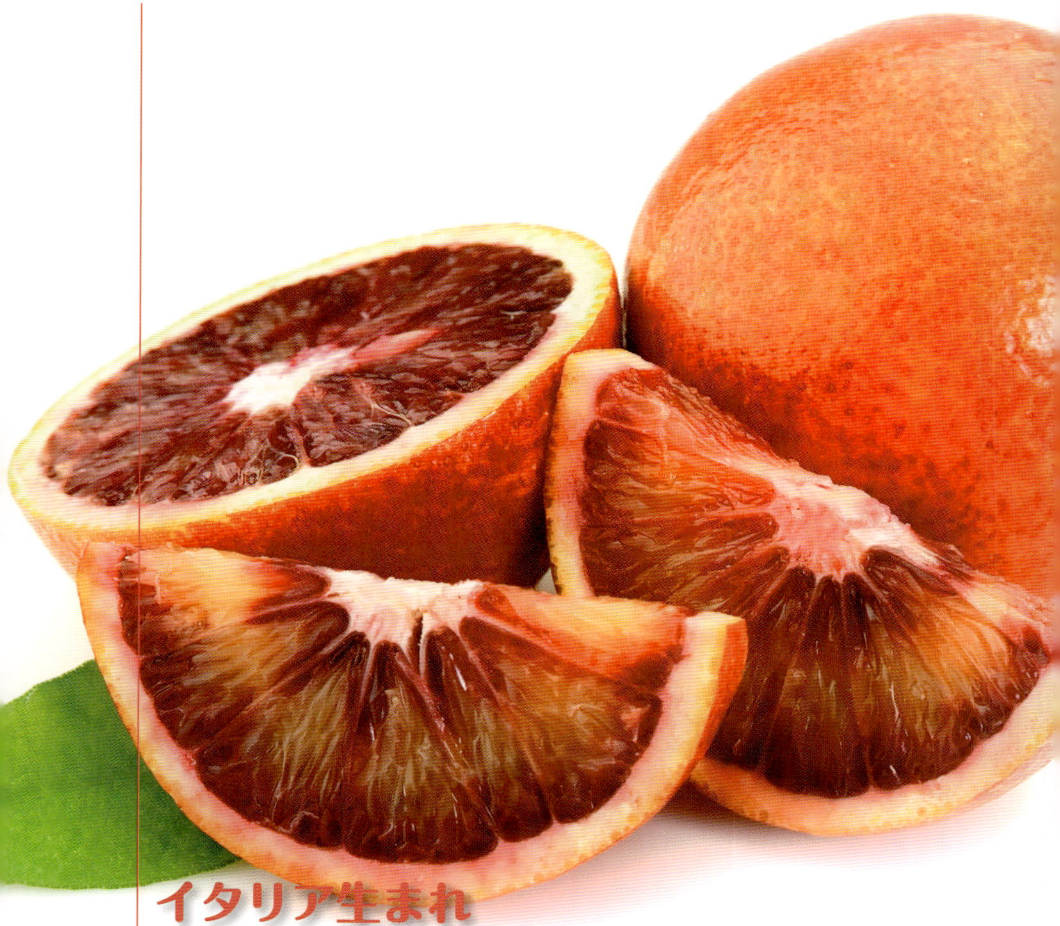

イタリア生まれ
赤い果汁のブラッドオレンジ

ブラッドオレンジ

地中海に浮かぶエトナ島のオレンジ

ブラッドオレンジとは、その名の通り、血のような真っ赤な果肉を持つ珍しいオレンジの一種です。

ミカン科ミカン属の常緑低木で、オレンジの品種群は、バレンシアオレンジ、ネーブルオレンジ、ブラッドオレンジなどに分類されます。オレンジはレモンなどと一緒に北アフリカやアラビアからもたらされたもので、最初イタリアでは観賞用として栽培され、のちに食用とされるようになりました。

イタリアの地中海に浮かぶエトナ島のエトナ火山周辺に植えると、オレンジが突然変異で赤くなり、その後ブラッドオレンジが栽培されるようになり、マーケットに出回りました。エトナ山の吹き降ろしにより激しい気温差や、エトナ山の火山灰による土壌などが、ブラッドオレンジの成育に適した要素が重なったようです。ブラッドオレンジはイタリア料理店が紹介するようになり、徐々に人気が出てきました。今では国産栽培もあるそうです。

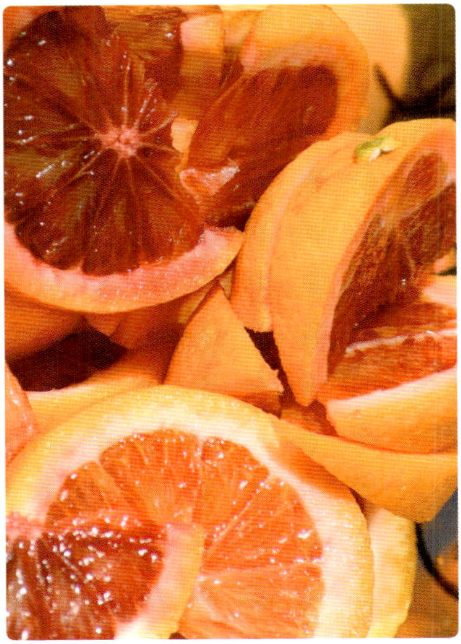

ブラッドオレンジには幾つかの品種が存在し、有名な品種としてスペインの「サンギネロ」、そのサンギネロが変異してできたとされるイタリアの「タロッコ」、そして、シチリア島の「モロ」があります。

爽やかな酸味とほろ苦さの相性が抜群

ブラッドオレンジは、オレンジと比べると果実が小ぶりです。柑橘類の果実がアントシアニンを持っているのは珍しく、ブラッドオレンジは、甘口のオレンジの突然変異種だと考えられています。イタリアではオレンジといえば、ブラッドオレンジを指すほどポピュラーなものです。

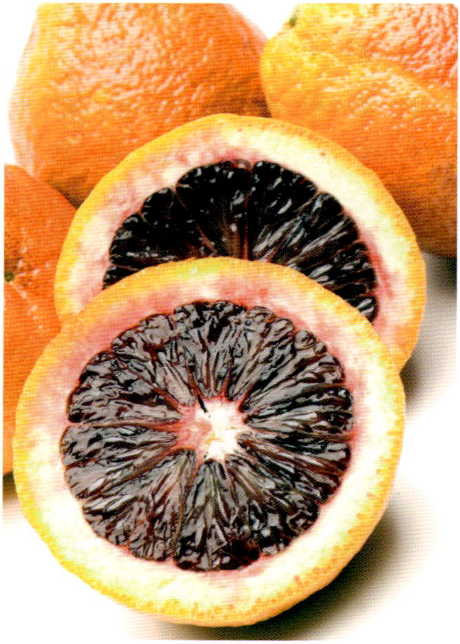

果汁の赤さはトマトジュースかと見間違うばかりですが、飲んでみると、爽やかな酸味とほろ苦さの相性が抜群です。生果では旬の時期だけ入荷しますが、本場イタリアシチリア島などから、冷凍の果汁100パーセントジュースが輸入されていますので、いつでも気軽に味わうことができます。

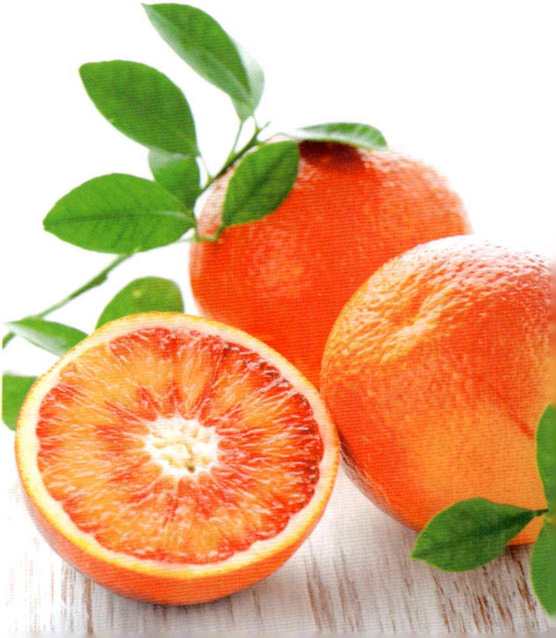

主な効果

ブラッドオレンジは、ビタミンB1・C、カリウム、葉酸、食物繊維、クエン酸、アスパラギン酸、強い抗酸化作用のポリフェノールのアントシアニン、β-クリプトキサンチン、ヘスペリジンなど豊富に含まれています。

ブラッドオレンジの成分で他のカンキツ類と違うのは、アントシアニンも含んでいるところです。アントシアニンは視細胞のたんぱく質の再合成を助け、眼精疲労の回復や血液循環の流れを良くし、肝機能を助ける働きもあるといわれています。ブラッドオレンジもオレンジ同様にビタミンC、クエン酸も多いので、疲労回復や風邪の予防効果があります。また、カリウムも含まれており、高血圧予防にも期待できます。

バイオフラボノイドのヘスペリジン（ビタミンP）は、フラボノイドの一種で、ミカンなどのカンキツ類の皮や袋や白いスジに多く含まれている成分です。毛細血管を強める作用があり、脳卒中をはじめとする成人病予防やアンチエイジングの働きもあるとされます。

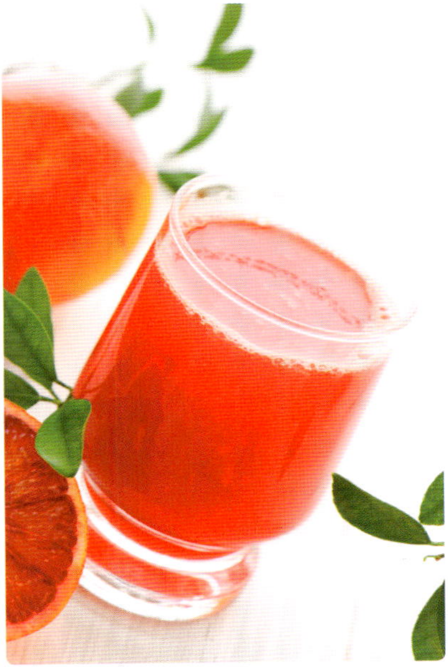

カロテノイドのβ-クリプトキサンチンは、骨粗鬆症、美白作用、ダイエット作用、内臓脂肪低減作用が期待されます。β-クリプトキサンチンは、柿、ビワ、赤ピーマン、パパイヤなどにも含まれていますが、特に温州みかんに多く含まれます。

芳香成分テルペンやシトラールは集中力の向上やリラックス効果があります。

原産地 北アメリカ

ブルーベリー

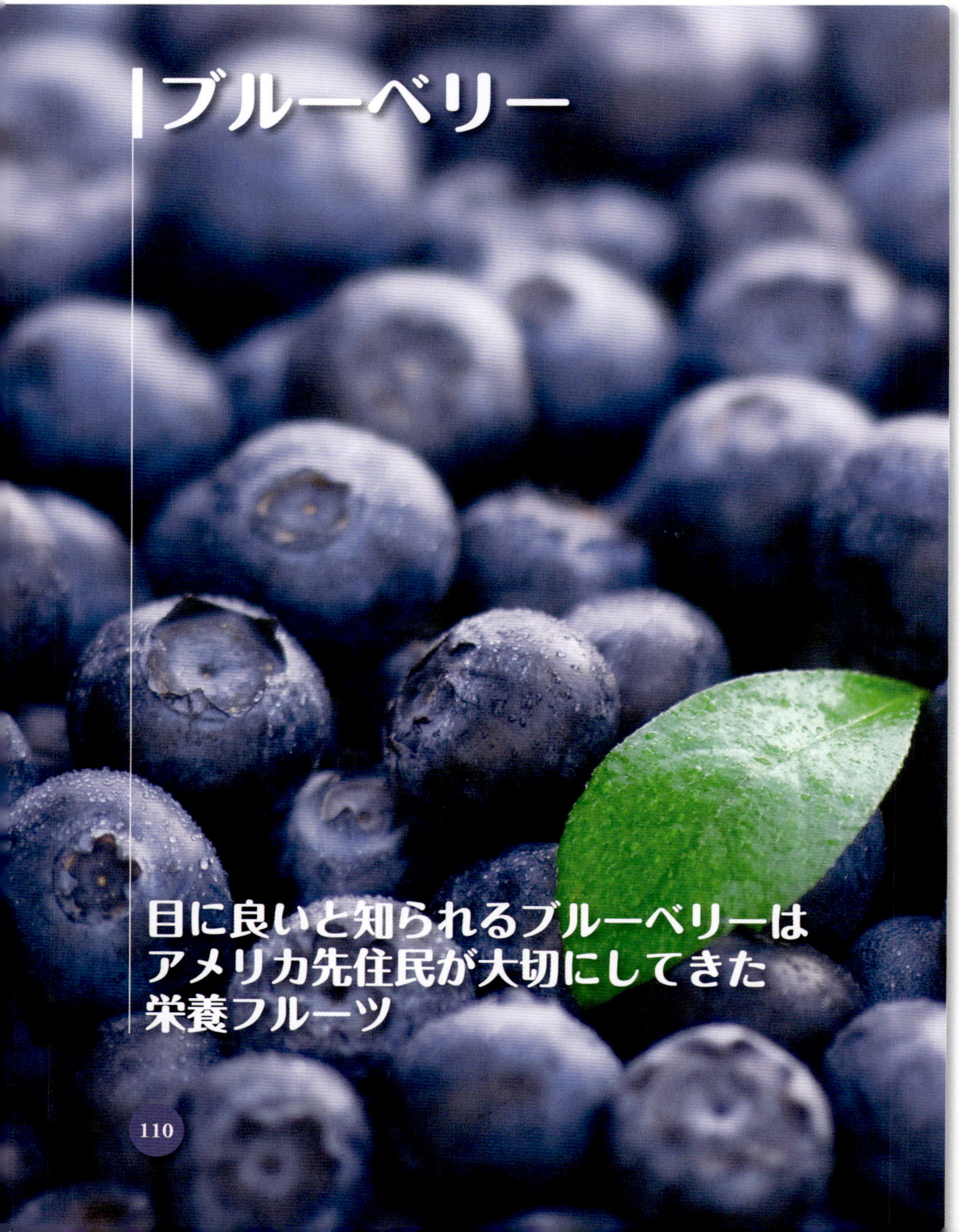

**目に良いと知られるブルーベリーは
アメリカ先住民が大切にしてきた
栄養フルーツ**

世界には約150種類以上のブルーベリー

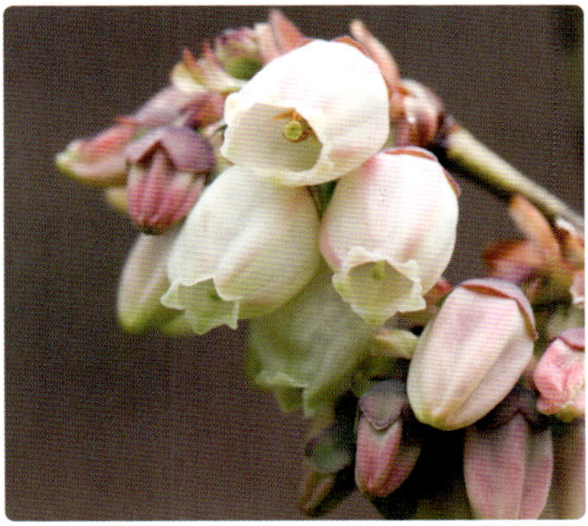

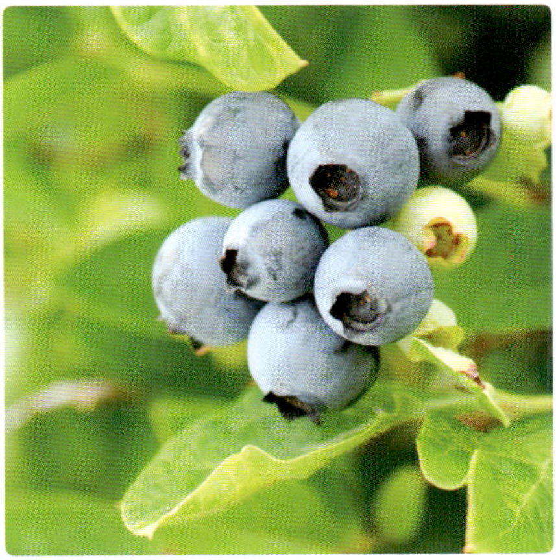

「目に良い」フルーツとしてすっかり定着したブルーベリーですが、もともとブルーベリーは北米大陸に自生しており、アメリカ先住民の生活には欠かすことのできない果物でした。20世紀の初めより、アメリカ、カナダ原産の種類から品種改良が始められ、今日では世界の温帯圏で広く栽培される果樹になっています。ブルーベリーはツツジ科スノキ属の落葉低木で、スズランによく似た白や薄いピンク色の可愛い花を咲かせます。果実は1～1.5cmほどの濃い青紫色で、極早生から晩生品種まであり、6月から9月まで収穫できます。

皮に付いてる白い粉は新鮮さの証

取れたての新鮮な実には、皮の表面にうっすらと白い粉が付いてます。ブルーベリーやプラム、キュウリなどが自ら作り出す物質でブ

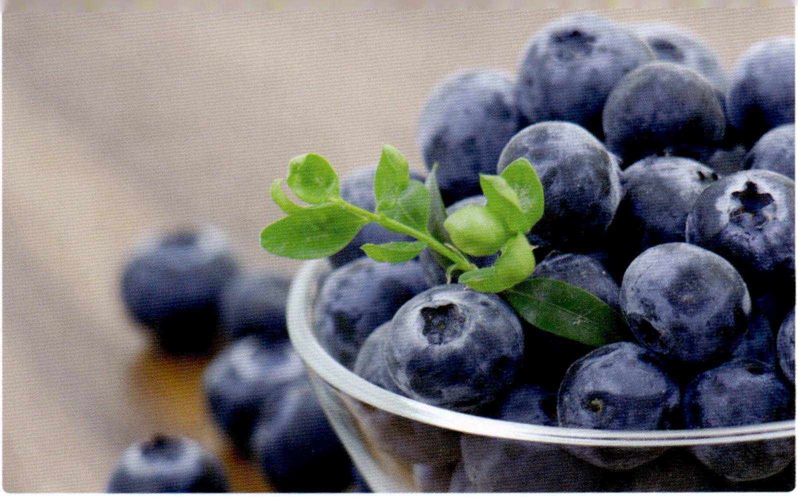

ルーム（果粉）と呼ばれています。水分の蒸発を防ぎ、おいしさを守ります。もちろん食べても問題はありません。冷蔵庫で保存する場合は洗わないでブルームのついたまま保存します。

世界には約150種類以上のブルーベリーがあり、種類は大きく分けて主に冷涼地向きのハイブッシュ系と主に暖地から寒地まで広い地域に向くラビットアイ系の二つが代表種です。他に野生のローブッシュ系の３つの種類があります。

野生種は15〜40cmという低木でしたが、現代のブルーベリーは、樹高1.5〜3mほどになります。栽培や手入れが簡単なブルーベリーはガーデニング植物としても人気があります。

主な効果

ブルーベリーの実にはビタミンA・C・E、β-カロテン、葉酸、アミノ酸、食物繊維、強い抗酸化作用のエラグ酸、ポリフェノールのアントシアニンなどが豊富に入っています。

ブルーベリーの紫の色素のアントシアニンは、免疫力を向上させる効果があるとされ、動脈硬化などの生活習慣病の予防や改善などの効果も期待されています。またアントシアニンにはコラーゲンを合成する働きがあるといわれ、傷の回復、再生を早め、筋肉をリラックスさせる効果があります。また抗酸化作用で花粉症予防やアンチエイジング、疲れ目の回復にも効果があるといわれています。
皮ごと食べるブルーベリーは食物繊維も豊富で、整腸作用があり、腸内に存在する善玉菌を活発化させる働きがあるとされます。エラグ酸は、美白効果や細胞の老化を抑制する効果があるとされ注目されている成分です。

RECIPE

ブルーベリーマフィン　材料（７～８個分）

- バター…50g
- 砂糖…60g
- 卵…１個
- 薄力粉…120g
- ベーキングパウダー…3g
- 牛乳…50cc
- ブルーベリー…70g

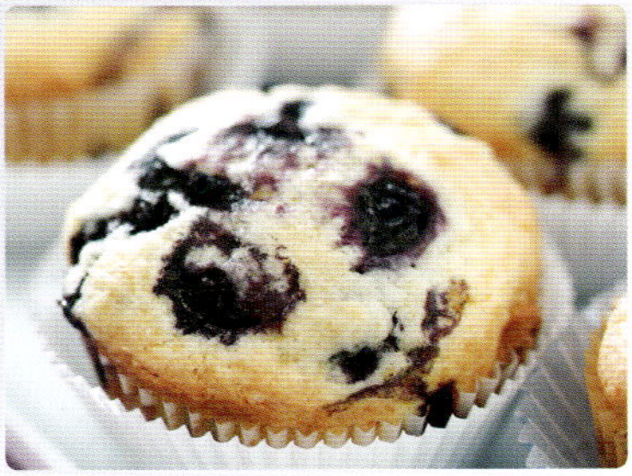

1　薄力粉とベーキングパウダーは合わせてふるう。　バター、卵、牛乳は常温に戻しておく。

2　ボールにバターと砂糖を入れ、溶き卵を２～３回に分けて加え、泡立て器で白っぽくふんわりするまで混ぜる。

3　ふるった粉類を1/3の量を加え、ゴムべらでサックリ混ぜる。

4　半分の量の牛乳を加えて混ぜ、残りの粉の1/2量を加え、サックリ混ぜる。

5　残りの牛乳を全量加えて混ぜ、残りの粉を全量加え、粉っぽさがなくなるまで混ぜる。

6　最後にブルーベリーを加え軽く混ぜて、生地を20分放置して、マフィンの型に入れ、180℃で25～30分くらい焼いたら完成です。

●ブルーベリーの冷凍保存の仕方

生のブルーベリーをパレットのような浅い容器にクッキングシートを敷いて重ならないように並べます。この状態で冷凍庫に入れます。（その時ブルーベリーを洗わないでそのまま）４～５時間ほど冷凍すると粒がくっつかずにコロコロとした状態になります。これをまとめて袋に入れて保存します。

原産地　西アジア、コーカサス地方

プルーン

鉄分、カルシウムが豊富。女性の味方プルーン

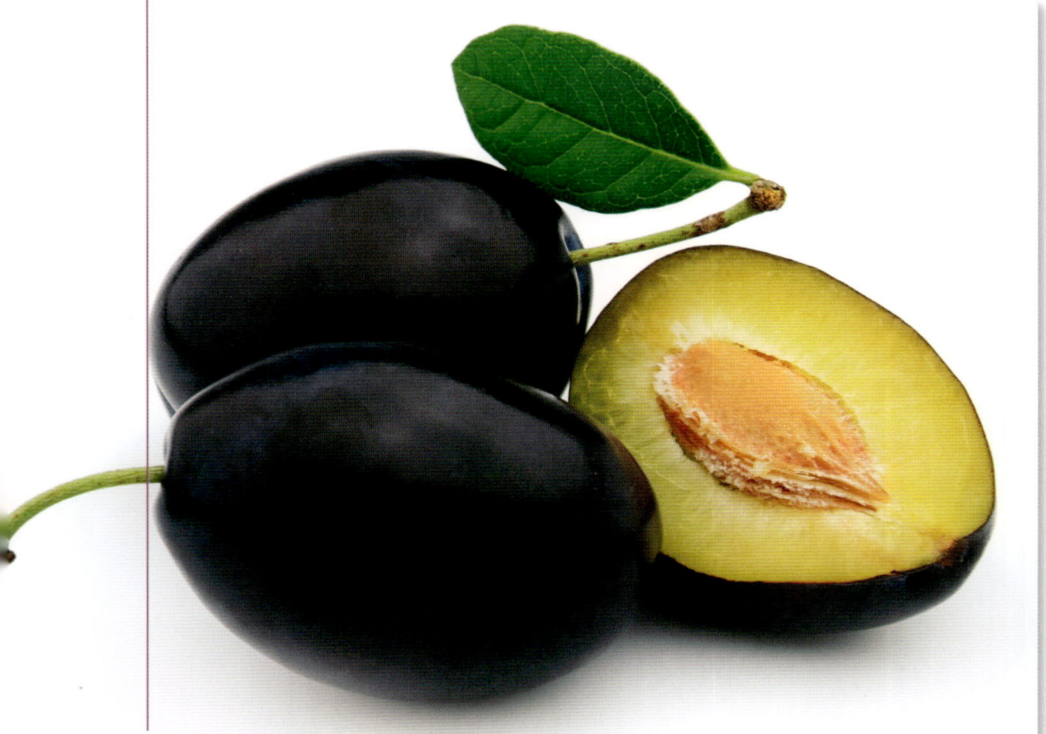

健康補助食品としても有名

鉄分、ミネラルが豊富と知られるプルーンは、西洋スモモ(プラム)の一種で、バラ科サクラ属の落葉中高木です。原産地はヨーグルトや長寿国として知られるアジア西部のコーカサス地方で、紀元前数千年の昔から栽培されていたといわれています。ドライプルーンや加工されたプルーンエキスはアメリカ合衆国カリフォルニアが一大産地です。

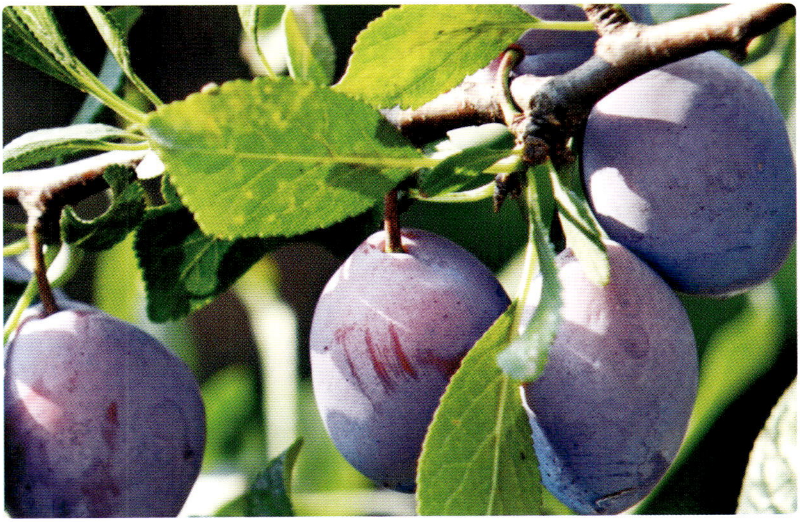

夏から秋にお店に並ぶ生のプルーン

日本での栽培の代表格はサンプルーンという品種で、日本のプルーン生産量の約３割を占めています。サンプルーンの他に、スタンレ

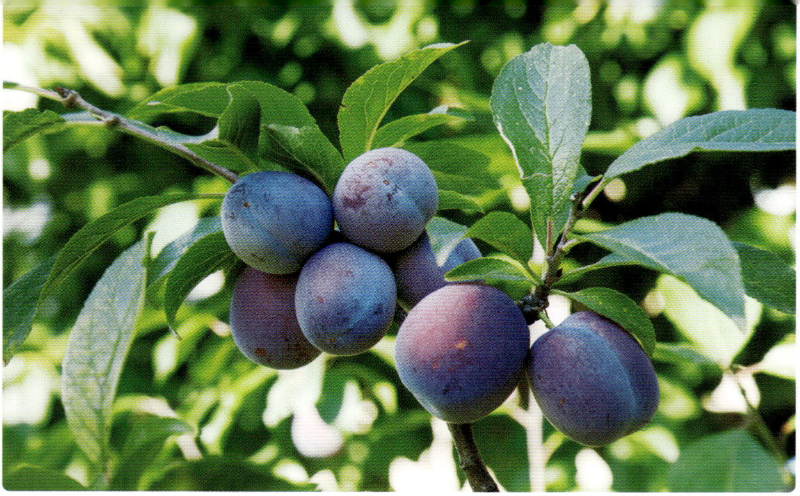

ーという品種は長野県と北海道で生産され、シュガープルーンという品種は主に青森県で生産されています。
プルーンの品種は多く、さらに次々とおいしい品種が増えてきています。プルーンは、生のままで食べるのがいちばんおいしいのですが、ジャムや砂糖漬けシロップ、果実酒など保存食にしても楽しめます。

主な効果

プルーンはビタミンA・B・C・E、葉酸、有機酸、カリウム、カルシウムが豊富で、強い抗酸化作用のポリフェノールの一種ネオクロロゲン酸を含み、ミネラルとビタミンを理想的なバランスで含んだ果物です。
生のプルーンは葉酸を含み、ミネラルもバランス良く含んでいます。特に鉄分、造血に欠かせないビタミンB群を豊富に含んでおり、血液中のヘモグロビン合成能力が高く、貧血を防ぐ効果があります。
また水溶性食物繊維と不溶性植物繊維の両方を含んでいるので、腸内環境を整え、便秘を改善し、糖や有機酸は、疲労回復やエネルギーの補給に役立ちます。
ドライプルーンには、100g中に39mgものカルシウムが含まれ、カリウム、カルシウムが豊富です。このことから近年、プルーンが骨粗鬆症の予防に役立つのではないかという研究が進んでいます。

プルーンが含むポリフェノールのフェノール類の一種ネオクロロゲン酸はLDLコレステロールの酸化を阻止する強い働きがあるといわれています。

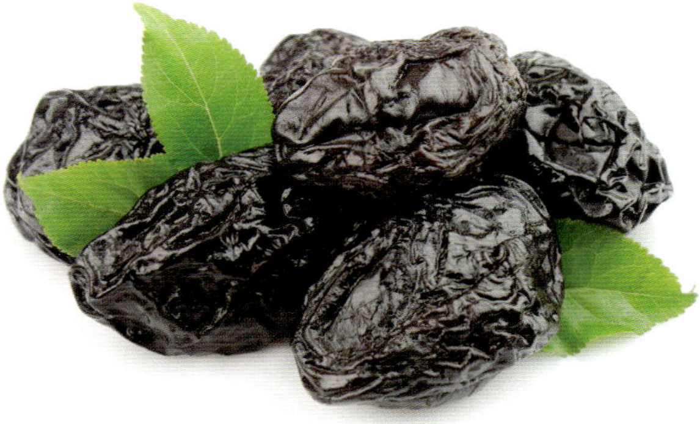

RECIPE

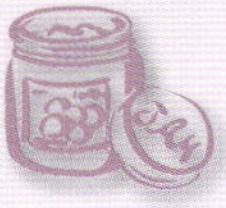

プルーンの手作りジャム

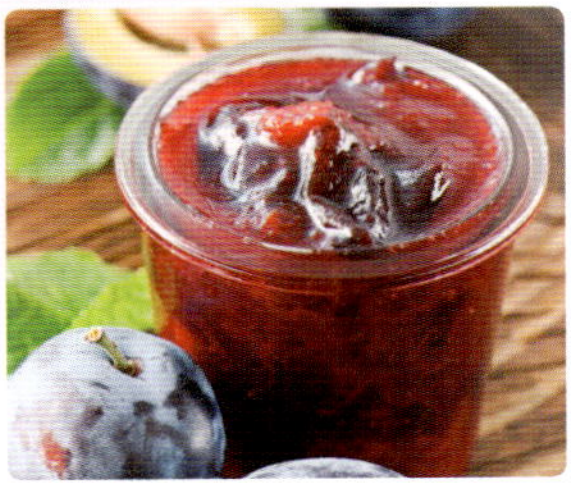

- プルーン…500ｇ
- 砂糖…約150ｇ～実と同量近くの砂糖(長く保存する場合)
- レモン汁…1/2個分

1　プルーンを洗って水切りし、2つ割りか4つにカットして種を取り除きます。

2　鍋にプルーンと砂糖を入れて、プルーンの水分が出るまで2～3時間置いておきます。

3　水分が出てきたら中火に掛け、一煮立ちしたら弱火にして時々かき混ぜながらアクをとります。

4　プルーンが柔らかくなってきたらレモンを加え、火を止めます。

5　煮沸消毒して乾燥させた瓶に流し込んでいきます。冷める前に蓋をきっちりとして、プルーンジャムの完成です。

原産地　チリ南部、パタゴニア

マキベリー

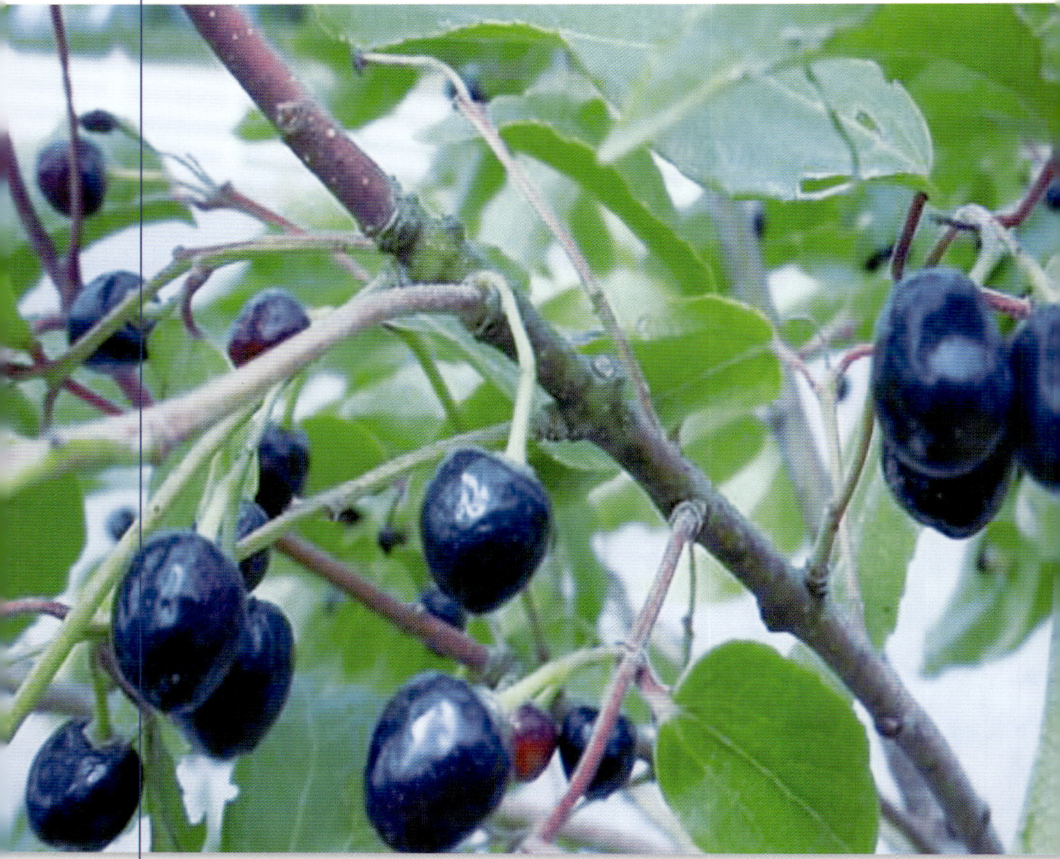

近年発見された健康フルーツ
パタゴニアの生んだパワーフルーツ

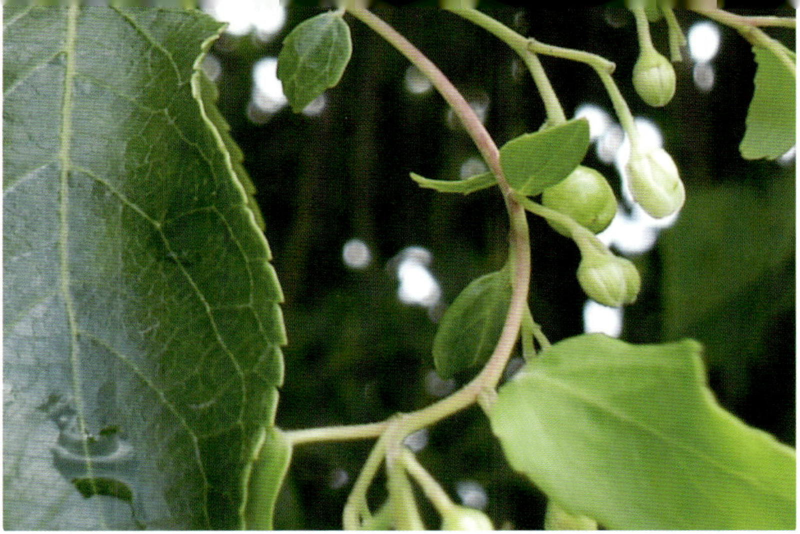

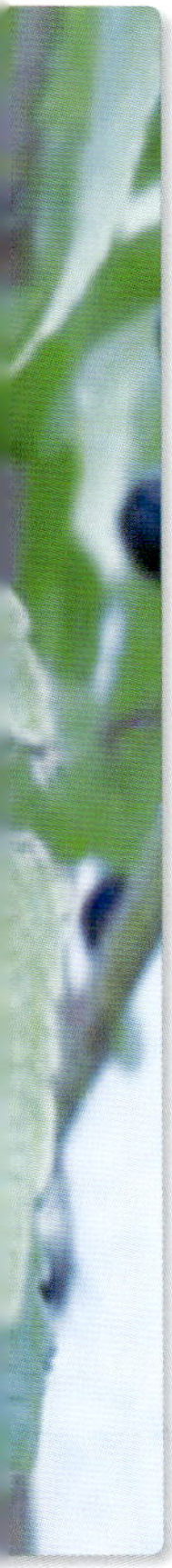

先住民族が薬草として利用してきた

マキベリーは、南アメリカ大陸の南端、南極に近いパタゴニア地方に自生する果物です。
パタゴニアは、南北に長く連なるアンデス山脈を中心に、チリとアルゼンチンにまたがる地方です。乾燥地域の砂漠や、草原地域、深い森が続く世界有数の多雨地域など、アンデス山脈がパタゴニアにいろいろな環境を作りだしています。
年間を通じて気温は低く、偏西風と氷河の冷たい風が流れるため、一年を通じて強い風が吹き、「風の国」とも呼ばれています。
マキベリーは、平地から2,500mの高地までの、主に日当たりのよい湿った斜面に自生する常緑樹で、成木は４～５ｍほどに達します。干ばつにも強い耐久性を持っています。
マキベリーの実は、直径4mmほどの光沢のある黒色の実で、香りが強く、中に4つの種が入っています。

スペインに負けなかったマプチェ族の秘密

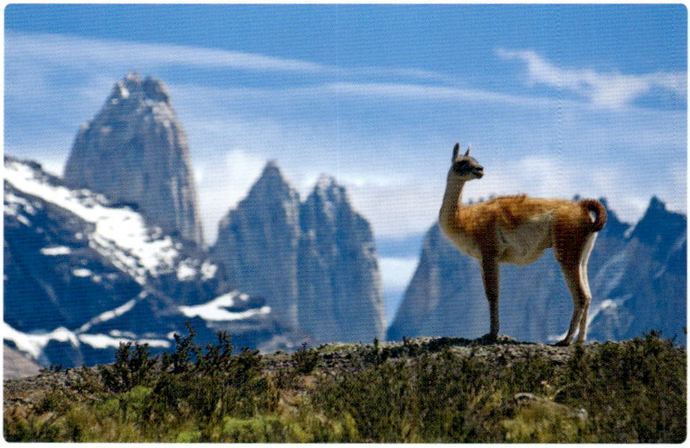

マキ（Maqui）とは、チリ中南部からアルゼンチン南部に住む先住民族マプチェ族の言葉で、「濃紫色の小さな玉」という意味があります。マプチェ族は南米を征服していたスペインに対して、300年以上も戦い続けて負けることがなかったといわれています。

今や神話にもなっている彼らの強さの根源は、マキベリーを発酵させたチカ（Chica）という酒を飲んでいたからだと記録にあり、マキベリーのパワーに注目が集まりました。

マプチェ族は古くからマキベリーをスタミナ、強壮、健康維持のために食べていました。また、その力を神聖なものと考え、シャーマンによって、さまざまな病に対する薬草として利用されてきたほか、出産や結婚、戦争などの儀式の際に神様に捧げる神聖な木としても用いられてきました。

また、マキベリーの葉は煎じたり、すり潰したりして、のどの痛みや傷薬に使われていました。

マキベリーのほとんどは、チリで自生しているものが手作業で収穫されています。

主な効果

マキベリーの果実には、ビタミンA・C、ミネラルなど数多くの栄養素が豊富に含まれ、特に鉄分、カリウム、強い抗酸化作用のポリフェノール類が豊富です。

何といってもマキベリーが注目を集めたのは、ブルーベリーの約3〜4倍も含まれているアントシアニンの含有量の多さです。他のフルーツに比べてもトップクラスといわれています。

マキベリーに含まれるアントシアニンは8種類。そのうち6種類はビルベリーやカシスには含まれていないアントシアニンです。その他にビタミンCや鉄分、カリウムが豊富に含まれていると言われています。

パタゴニアは気温も低く、また紫外線も強い地帯です。マキベリーは種を守るために、アントシアニンの多い実を作るようになりました。

最近注目されている抗酸化を比較するORAC値（活性酸素吸収能力）はブルーベリーの5倍、アサイー（生）の1.7倍ともいわれています。日本ではまだあまり知られていないフルーツですが、アメリカでも注目を集めているスーパーフルーツです。少しずつですが、アメリカでも栽培が始まっているそうです。これから注目される期待のフルーツです。

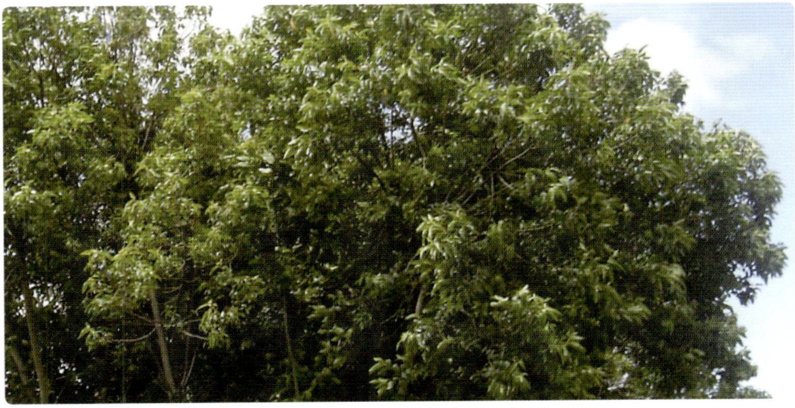

原産地　中国南部

ライチ

上品な味わいのライチ、
薬膳でも補血作用のあるフルーツ

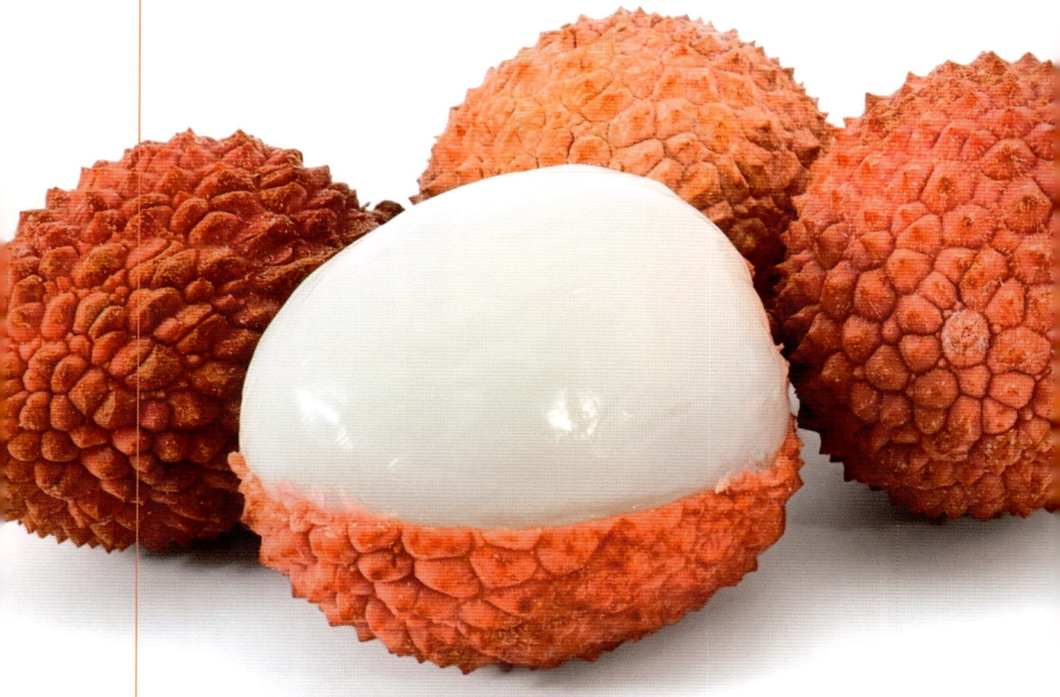

楊貴妃に愛されたフルーツ

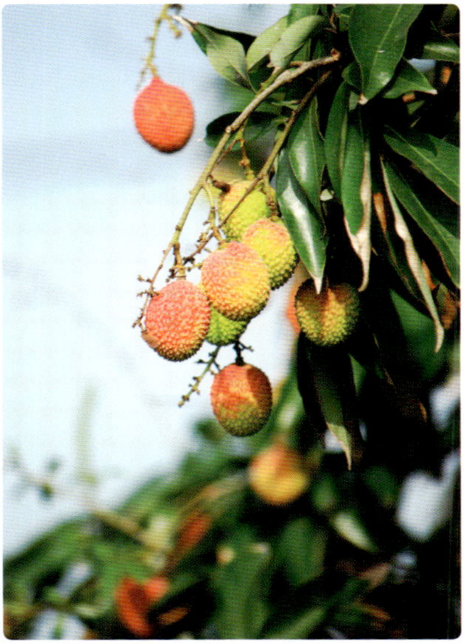

ライチは別名をレイシ（茘枝）とも呼ばれ、ムクロジ科レイシ属の高さ10〜20 mになる常緑高木で、同じムクロジ科のフルーツにリュウガン（竜眼）やランブータンがあります。

中国では紀元前からライチが栽培され珍重されてきました。古代中国、四大美人の楊貴妃がライチを好み、南方から早馬を走らせて運ばせたという有名なエピソードがあります。主にアジアなどの亜熱帯地域で栽培されています。中国南部、台湾、東南アジア、オーストラリア、フロリダ、ハワイ、国内では沖縄、九州の一部で栽培されています。

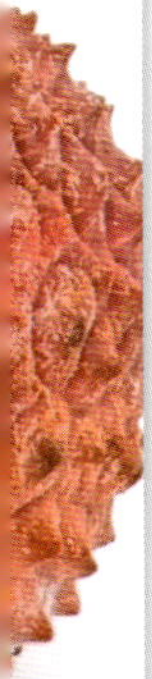

中国料理のデザートとしてお馴染み

中国料理のデザートとしてお馴染みのライチの果実は、赤茶のうろこ状の硬い皮をむくと、乳白色の果肉がジューシーで香りがよく、甘酸っぱくて上品な味わいです。新鮮なライチは表皮が鮮やかな赤紫色ですが、ライチは５日で味がなくなるといわれるほど、時間が経つにつれ鮮度が落ちやすく、赤褐色に変化します。

最近では台湾などから輸入される生のライチを大手のスーパーで見

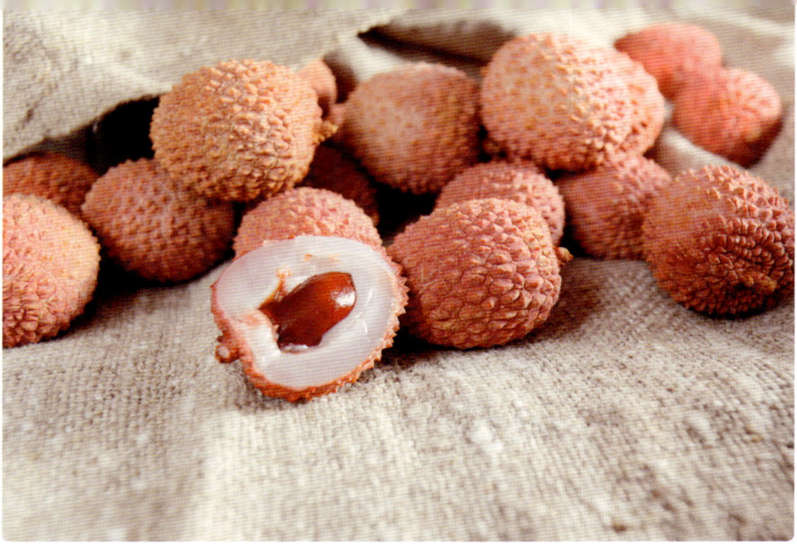

かけることもあります。旬の季節は４月下旬から８月上旬まで。国産のライチは出荷時期が６月〜７月頃と非常に短く、まだまだ全国的にはなかなか出回りません。
冷凍品、缶詰、ライチピューレなどを利用して、お菓子やデザートの材料やカクテルなどに使用されます。

主な効果

ライチにはビタミンC・B1・B2・B6、葉酸、カリウム、銅、食物繊維、強い抗酸化作用のポリフェノールも豊富に含まれています。

ライチに含まれるビタミンCは、意外と多く可食部100g当たり36mgでグレープフルーツと同等の量を含んでいます。
また血を作る葉酸は100g当たり100μgと他の果物のなかでもトップクラスです。この葉酸は妊娠中に不足すると赤ちゃんの「神経管閉鎖障害」の発症リスクが高くなるとされています。また葉酸は水に溶けやすく熱や光に弱いため、生でそのまま食べられるフルーツは効率的に葉酸を摂取することができます。貧血気味の人、妊娠を計画している人や妊婦さんには意識して摂ってもらいたい果物です。

カリウムはライチ可食部100g当たり170mg含まれ、血圧を安定させ、高血圧や動脈硬化を予防します。皮膚や粘膜の健康維持を助けるビタミンB群と赤血球や骨の形成を助ける銅、骨の形成に関わるマンガンを多めに含んでいます。薬膳でもライチは竜眼とともに補血作用のあるフルーツです。
血や水分も補い、肌に良く、貧血、疲労回復、不眠、胃腸の働きを助けます。

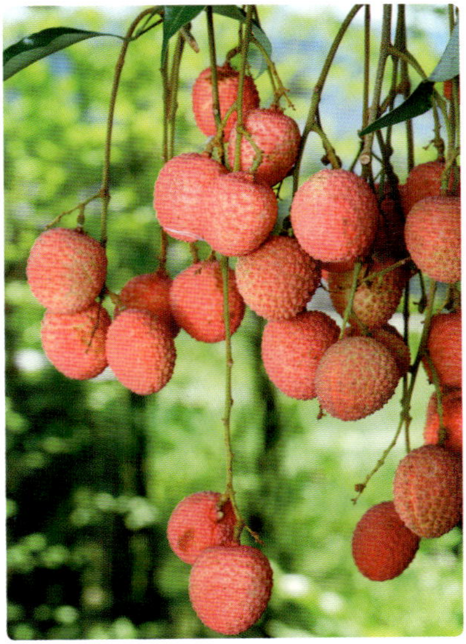

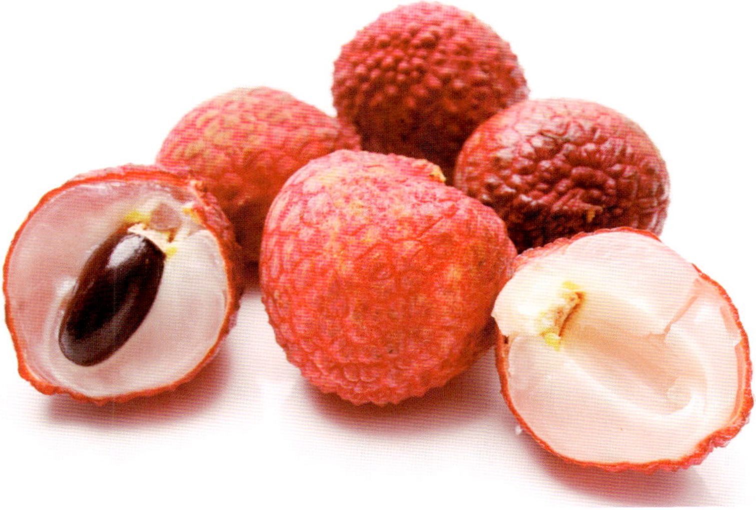

原産地　ヨーロッパ

ラズベリー

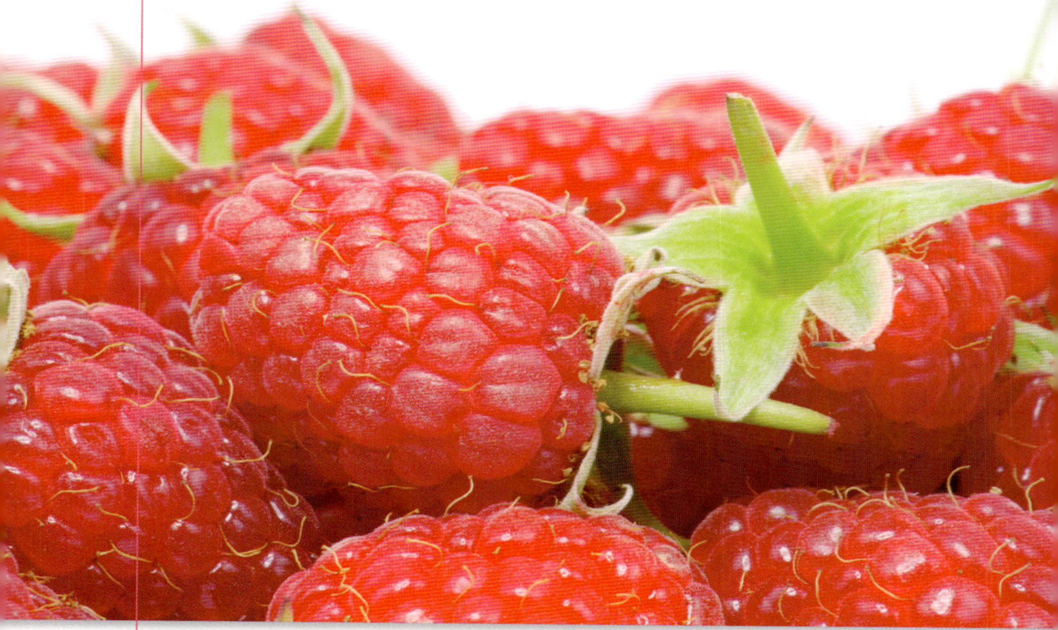

ラズベリーの香り成分が、エネルギー代謝を活発に

「妊婦のハーブティー」と親しまれるラズベリー

ラズベリーはヨーロッパ木苺とも呼ばれ、バラ科キイチゴ属の落葉小低木で、ヨーロッパから西アジア、北アメリカに自生する果実です。ギリシア神話によれば、「神のフルーツ」と 呼ばれ、地中海に浮かぶクレタ島で生まれたといわれています。

ラズベリーの果実は、1.5〜3cmほどの大きさで、色は品種の種類によって、鮮やかな赤や黄色や紫や黒紫をしています。

ヨーロッパで人気が高く16〜17世紀ごろにイギリスで栽培化されました。

ラズベリーの葉は、母乳の出を良くし、分娩が楽になるといわれることから「妊婦のハーブティー」と呼ばれています。現在ラズベリ

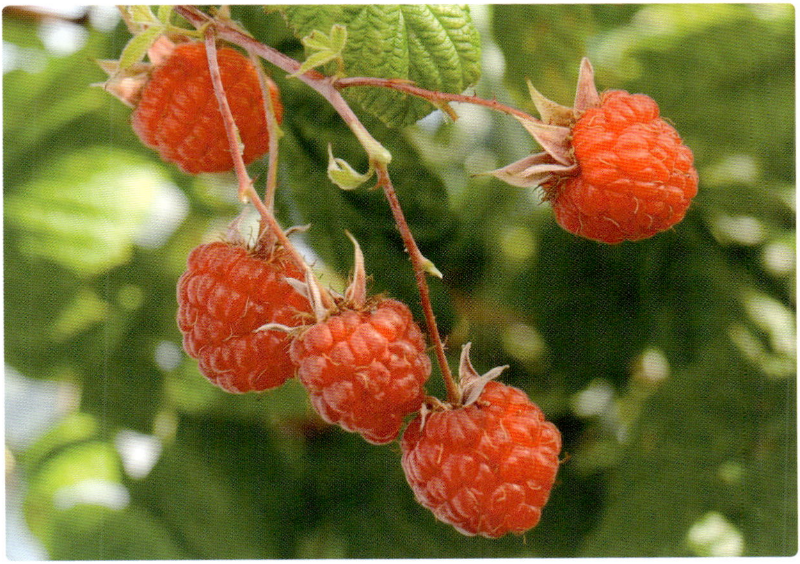

ーの主な生産国は、ポーランド、アメリカ、ドイツ、チリです。日本でも各地に自生する品種が沢山あります。蒸し暑い夏の東京では育ちにくく冷涼な地域が栽培には適しています。

フランス語名はフランボワーズ

最近ではケーキのトッピングにも使われ、フランス語のフランボワーズというお洒落な響きを耳にします。甘酸っぱく柔らかいラズベリーはそのまま食べるのが美味しいですが、生食の他にもジャムやジュース、果実スープ、リキュール 、また、つぶして裏ごししたものをケーキや肉料理のソースにも使います。

主な効果

ラズベリーの果実には、ビタミンB1・B2・B6・C・E、β-カロテン、葉酸、カリウム、カルシウム、マグネシウム、鉄、銅、亜鉛、マンガン、リン、有機酸、食物繊維、強い抗酸化作用のエラグ酸、ポリフェノールのアントシアニン、カロテノイドのルチン、フラボノイドのケルセチンなどが豊富に含まれています。

ラズベリーは栄養素にも優れている果実です。ビタミン、ミネラルが豊富にバランスよく含まれており、美容と健康の強い味方です。

強い抗酸化作用をもつアントシアニンはブルーベリー同様に多く含まれています。免疫力を高め、生活習慣病予防、がんの予防、アレルギーの抑制作用、抗ストレス効果が期待されます。

葉酸は赤血球を増やし、子宮筋や骨盤の周辺の筋肉を調整し、生理痛や生理前症候群の緩和に効果があるとされています。

香りの成分のラズベリーケトンは、唐辛子に含まれるカプサイシンに分子構造が似ており、カプサイシンの約3倍もの血行促進効果を期待できるといわれています。
また、ラズベリーに含まれるエラグ酸はメラニンを作る酵素、チロシナーゼの働きを抑制することで、メラニンの生成を抑制し美白効果が期待されます。
ラズベリーシードオイルは、オメガ3、オメガ6の必須脂肪酸のリノール酸、αーリノレン酸、ビタミンA・ビタミンEも豊富で、アンチエイジングやUVプロテクト素材として用いられています。

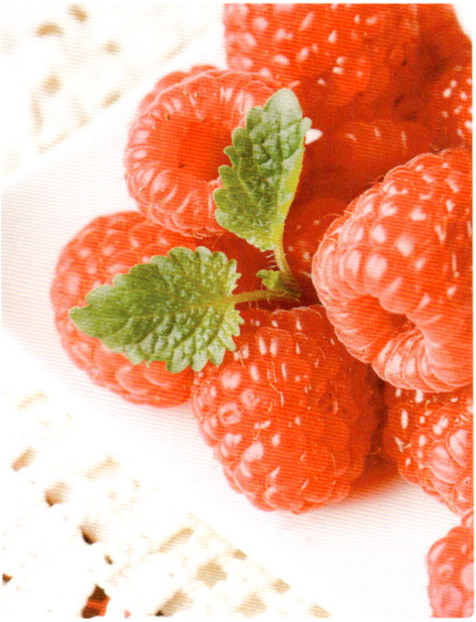

RECIPE

ラズベリーの手作りジャム

- ラズベリー…300ｇ
- 砂糖…100ｇ～果実と同量近くの砂糖（長く保存する場合）
- レモン汁…1/4個分

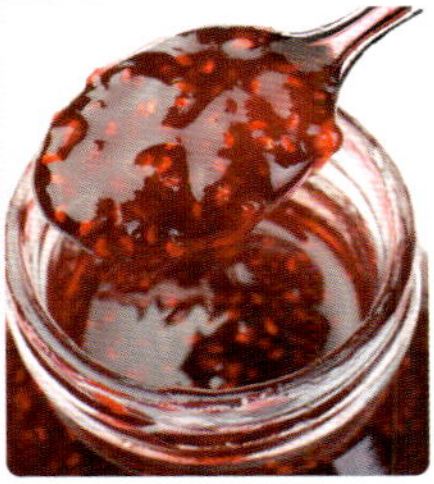

1　鍋に摘みたてや冷凍保存のラズベリーと砂糖を入れ、全体にまぶして30分ほどおいて、水分が出てしんなりしたら、中火で加熱します（水は入れません）。

2　一煮立ちしたら弱火にして、アクを取り、レモン汁を加えます。焦がさないようにかき混ぜながら好みの固さで火を止めます。

3　煮沸消毒して乾燥させた瓶に流し込んでいきます。冷める前に蓋をきっちりとして、ラズベリージャムの完成です。

原産地　中央アジア

リンゴ

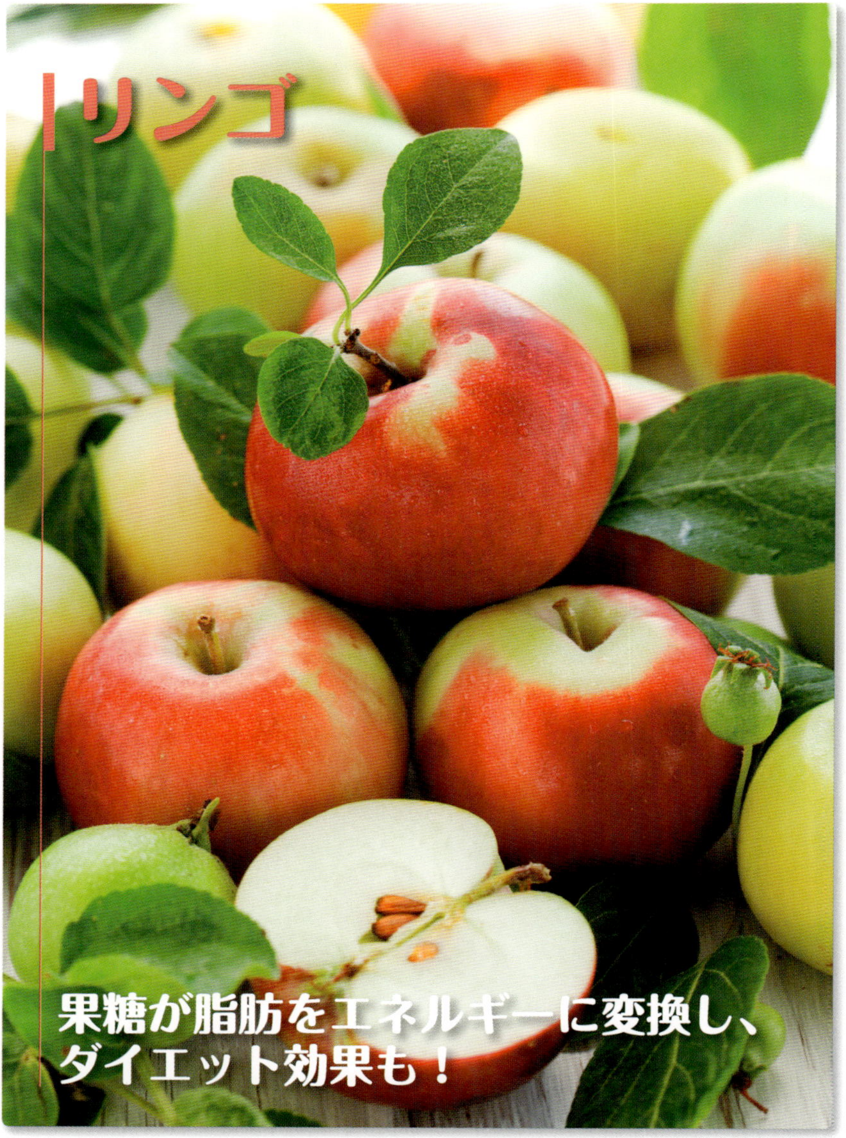

果糖が脂肪をエネルギーに変換し、ダイエット効果も！

一日一個のリンゴは医者いらず

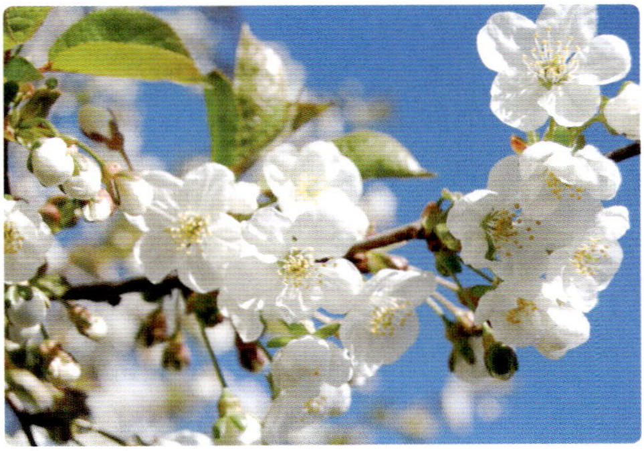

リンゴは、バラ科リンゴ属の落葉高木です。リンゴの栽培の歴史は古く、数々の伝説や神話に登場しています。北欧神話では、「神々が永遠のりんごを食べて不老長寿を保った」、アラビア民話では「万病の薬」、イギリスのことわざでは「一日一個のリンゴは医者いらず」と、古くからリンゴは体によいと言い伝えられています。日本には平安時代の中頃、中国より「和リンゴ」という鑑賞用の小さなリンゴが渡来してきました。今日、食べられている西洋リンゴはアメリカから輸入され、栽培の歴史は意外と浅く明治時代からです。現在ではリンゴの品種は、世界中で約15,000種類、日本では約2,000種類もあります。

日本の主な産地は、青森、長野、岩手などで青森が全体の５割を生産しています。リンゴの収穫は８月下旬～12月上旬ですが、冷蔵技術の進歩で長期保存ができるようになり、１年中リンゴが出回るようになっています。

リンゴはヘルシーなダイエット食品

リンゴは100gあたり54kcalとヘルシーなダイエット食品です。リンゴの糖分は果糖が主で脂肪をエネルギーに変換する作用があり、リンゴ酸とクエン酸も含み、また体を冷ますことなく、スタミナ補強源として体力回復に最適です。
お店でリンゴを見分けるには、全体にハリがあり締まって重く感じるものに密が詰まっています。リンゴの上部のヘタの方の色と、おしりの方がしっかり赤い色になっているのが、熟して甘いリンゴです。

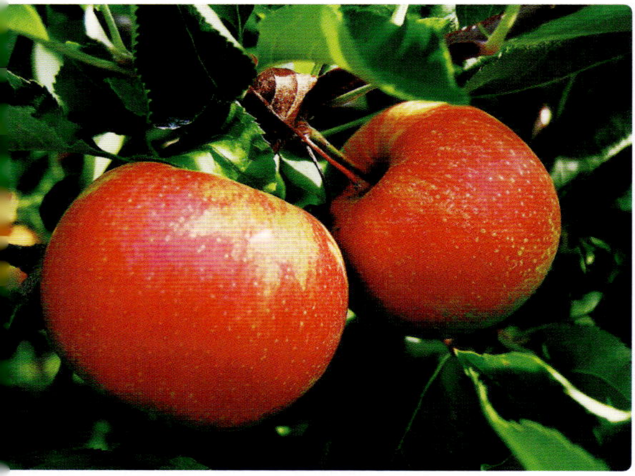

また、リンゴの表面が光ってベタベタしているのは、ワックスや農薬かと思ってしまいますが、これは果肉中のリノール酸が増えたものなので安心してください。

主な効果

リンゴにはビタミンＢ１、Ｂ６、食物繊維、カリウム、リンゴ酸、クエン酸、強い抗酸化作用のポリフェノールのプロシアニジン、フラボノイドのケルセチン、エピカテキンなどを含みます。
リンゴにはとても多くのポリフェノールが含まれています。
老化防止や殺菌作用や感染予防など様々な効果が期待されます。その中のエピカテキンはお茶の成分カテキンの一種で、抗酸化力が強いといわれています。
特にリンゴの皮に多く含まれる食物繊維（セルロース・ペクチン）は水溶性と不溶性の２種類があります。不溶性のセルロースは老廃物や有害物質を吸着させ排出させ大腸をきれいにするほか、さらに水溶性のペクチンは体内でゼリー化して炎症部分の粘膜をカバーしてくれるので、悪玉コレステロールを減らし、動脈硬化の予防に効果的です。また、カリウムは、体内のナトリウムを排出して血圧を下げ高血圧予防に効果があります。
その他、リンゴにはアップルフェロンという成分があり、これは歯に虫歯菌をつきにくくし歯石を除去して、虫歯予防に効果があります。腸が弱った時には皮ごとすり下ろしたリンゴを食べると、タンパク質の分解を助けるジアスターゼという酵素が胃腸のダメージを解消してくれます。

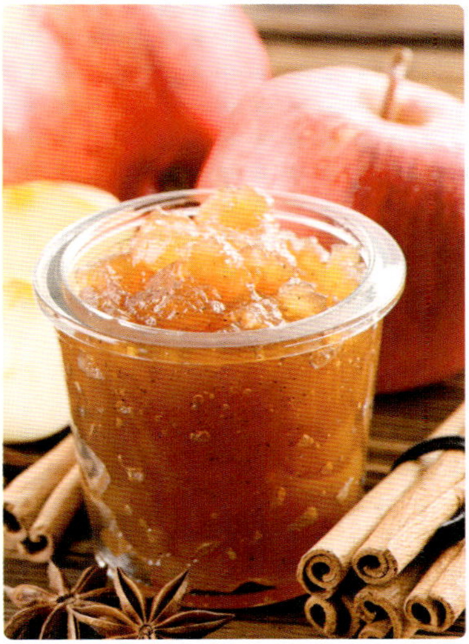

COLUMN

●ジャガイモの発芽を防ぐリンゴのエチレンガスパワー

リンゴの保存は冷蔵で長持ちします。ただし、リンゴからはエチレンガスが放出されるため、そばにある果物や野菜の熟成を早めてしまいます。これを有効活用して早く熟して欲しい果物と一緒にビニール袋に入れたりすることで、早く食べることができます。 また、リンゴのエチレンガスはジャガイモの発芽を防いでくれます。

●変色したリンゴも元の状態へ戻すビタミンC

リンゴを切ってそのままにしておくと、茶色に変色しますが、これはリンゴの中のポリフェノール物質が酸化することで起こるものです。
リンゴの変色を防ぐには塩水が知られていますが、もっと効果的に防ぐにはレモン汁に浸します。レモン汁に含まれるビタミンCが酸素と結びついて、ポリフェノールと結合した酸素を奪うという作用によって、変色したリンゴも元の状態へ戻ります。

原産地 中国、日本

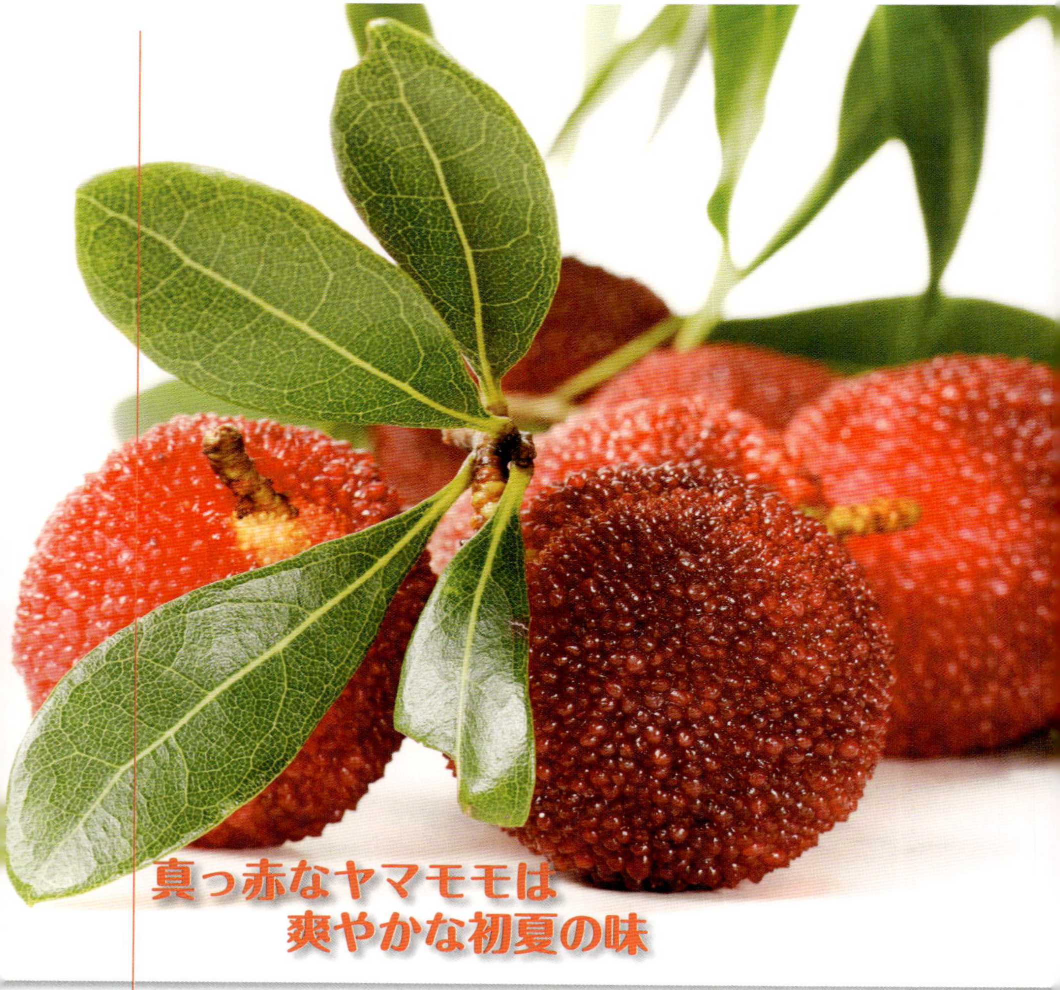

真っ赤なヤマモモは 爽やかな初夏の味

ヤマモモ

和歌などにも詠まれた日本古来のフルーツ

ほのかに甘酸っぱい上品な香りのヤマモモは、別名、山法師（やまぼうし）とも呼ばれ、和歌などにも詠まれた日本古来のフルーツです。古くから薬草として使用され、中国ではヤンメイ（楊梅）と呼ばれ、婦人病、血行不良、神経炎症の漢方とされました。また、女性が結婚するときに新居の庭にヤマモモを植えるという風習もあるそうです。アメリカではベイベリー、ヤムベリーと呼ばれ、アジア発の健康フルーツヤムベリージュースに注目が集まっています。

ヤマモモ科ヤマモモ属の樹高20メートルになる常緑高木で、中国南部、朝鮮半島、台湾、フィリピン、マレーシア、日本では関東より南の温暖な地域に分布します。表面に赤いビーズを並べたような直径２センチほどの赤や赤紫の実をつけ、産地では爽やかな初夏の味として人気のフルーツです。

ヤマモモは徳島県の県木や高知県の県花に指定されています。

野生種以外に、徳島県産で果実が大きく、実の色が赤紫色の瑞光（ずいこう）と、酸味が柔らかで甘みのある森口（もりぐち）という品種がよく出回っています。

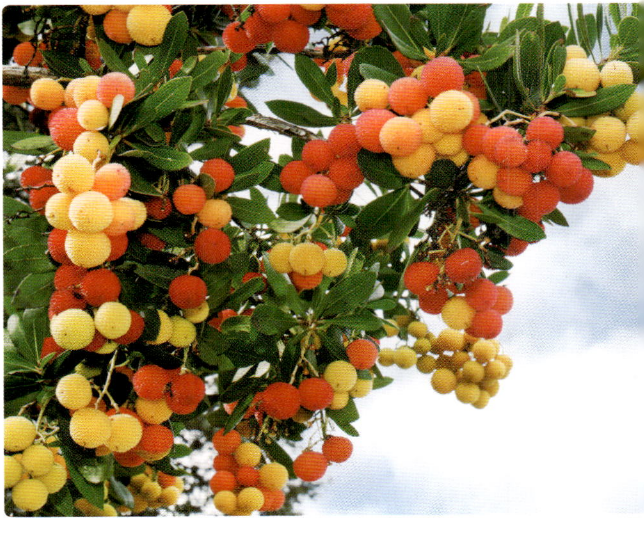

ジュースやお菓子などに利用される

紅色の果実は、ジュースやお菓子などに加工されています。
日本料理では、砂糖漬けのヤマモモが、デザートに用いられることがあります。
宵越しのヤマモモは食べるなという諺があるぐらい、やまももの実は傷みやすくデリケートで、生食の商業流通はほとんどなく、産地以外ではなかなか食べられません。

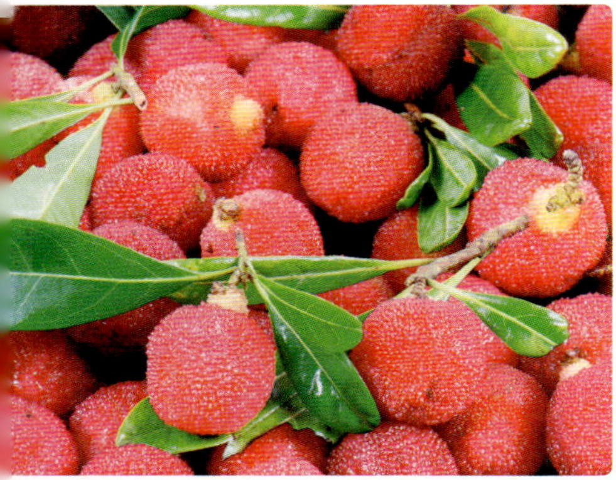

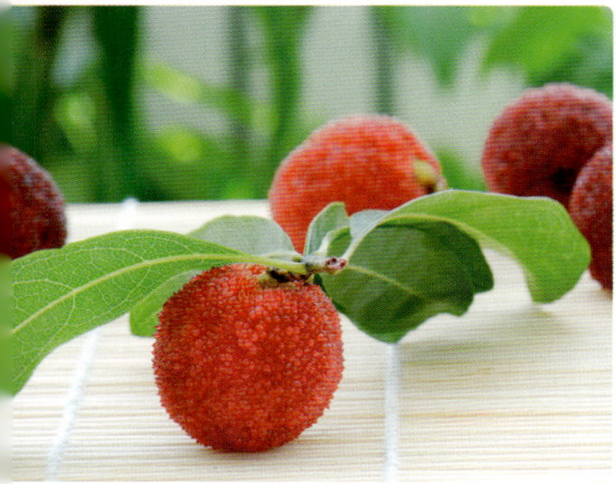

ヤマモモの学名はミリカ（myrica rubra）といい、ギリシャ語で「樹脂に富んだ木」という意味だそうです。
17世紀頃のアメリカ大陸では、シロヤマモモ（ワックスマートル）の果実から採れたヤマモモのワックスが、高級ろうそくの原料とされました。
芳香があり油煙が少ないヤマモモのろうそくが使われていたそうです。
ヤマモモは根に根粒があり、この中に窒素固定を行う放線菌の一種Frankia（フランキア）が共生して、痩せた土地でも育ちやすいために、このような能力を持つヤマモモは、緑化を目的に公園や街路樹に植えられ、昔は漁村などに砂防用樹の人工林としてよく利用されました。

主な効果

ヤマモモの果実には、ビタミンB1・B2・B6・C・E、ナイアシン、β-カロテン、パントテン酸、葉酸、カリウム、カリシウム、鉄、銅、マグネシウム、亜鉛、マンガン、リン、食物繊維、強い抗酸化作用のポリフェノールのアントシアニン、樹皮には、タンニン、フラボノイド、ミリシトリン、ミリセチンを含みます。

ヤマモモは栄養素にも優れている果実です。ビタミン、ミネラルが豊富にバランスよく含まれており、美容と健康の強い味方です。

ポリフェノールとフラボノイド、ビタミンC・Eが多く含まれているので、相乗作用が期待され、コラーゲンの生成や、免疫力を高め、抗ストレス、アンチエイジング、疲労回復、成人病予防などの効果が期待できます。

豊富なカリウムは、細胞内外のミネラルバランスを持続させます。

ヤマモモ酒は、冷え性、滋養強壮に効くといわれています。

ヤマモモの樹皮は楊梅皮と呼ばれ、刺激性の辛みがあり、血液の循環をよくし、発汗作用を促し、殺菌、利尿、収れん、止血作用の効果があるとされ、打撲、捻挫、解毒、止血、下痢止め、口内のただれ、ヤケドに用いられます。

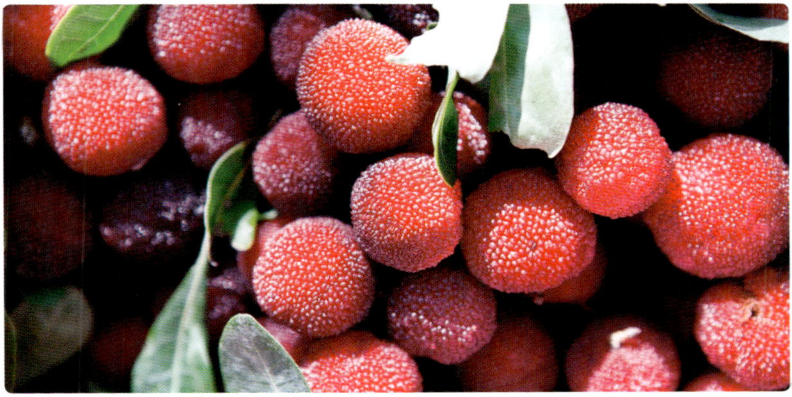

pear

原産地 ヨーロッパ

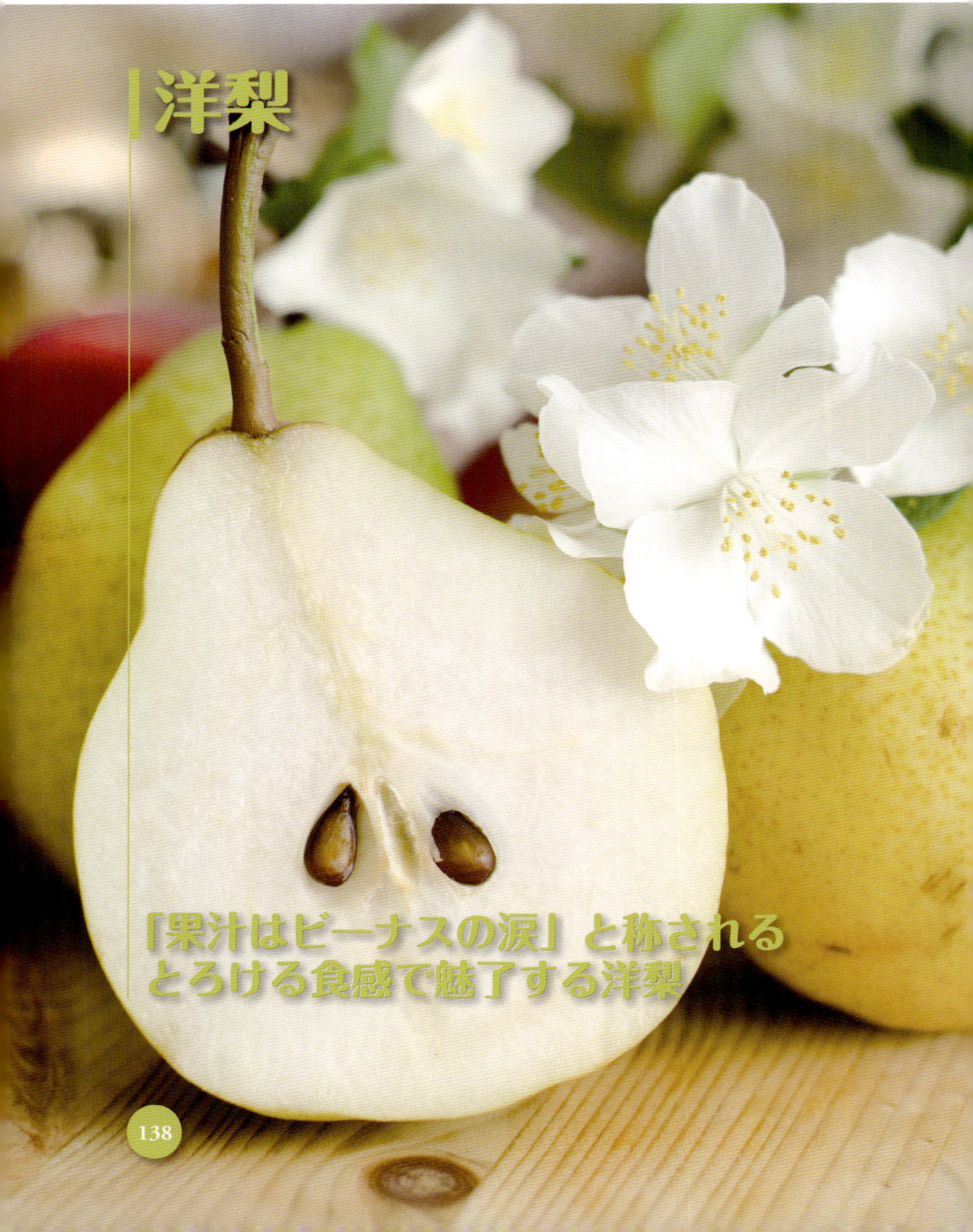

洋梨

「果汁はビーナスの涙」と称される
とろける食感で魅了する洋梨

上品で香り豊かなラ・フランス

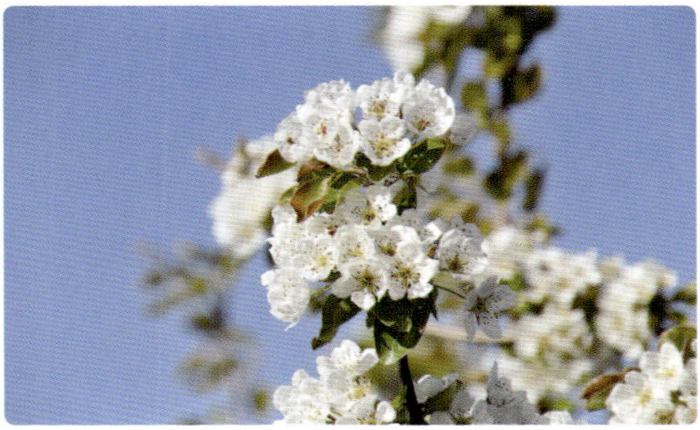

洋梨はヨーロッパ原産のバラ科ナシ属の植物で、ヨーロッパ、北アメリカ、オーストラリアをはじめ世界中で広く栽培されています。

洋梨といえばラ・フランスが有名です。ラ・フランスの由来は、19世紀にフランスで発見され、国を代表するにふさわしい果物と賞賛され「ラ・フランス」と名前が付いたそうです。

日本には明治時代に輸入されましたが、見栄えの悪さと栽培に手間がかかったために定着しませんでした。昭和40年代のグルメブームにより、生の洋梨の美味しさが注目されるようになりました。

日本国内では山形が約6割の生産を誇り、他に長野・青森・新潟・岩手など主に寒冷地で栽培されています。

洋梨は別名でバターペアー、バターフルーツなどと呼ばれ、なめらかな食感で､甘くて芳香性も高い様々な品種が生まれています。ル・レクチェ、バートレット、マルゲリットマリーラ、シルバーベルなど洒落た名前の品種が店頭に並び、味を楽しむことができます。

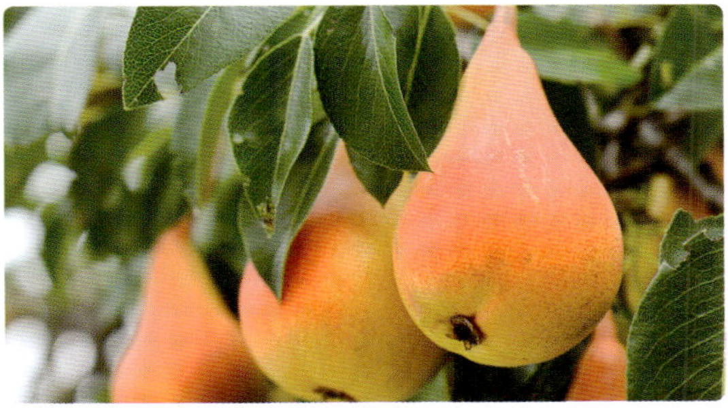

追熟されどんどん甘くなる洋梨

洋梨は和梨のように、木からもぎ取ってすぐに食べることはできず、収穫してから追熟されます。

ある程度に熟してから収穫され、しばらく低温貯蔵庫で保存されます。その後、常温に戻すことにより洋梨が一斉に呼吸を始め、どんどん甘くなっていきます。

洋梨を選ぶにはずっしりと重いものを選びます。

室温で追熟できるので、未熟なものを選んでも大丈夫です。軸が乾き茶色くなると食べ頃です。

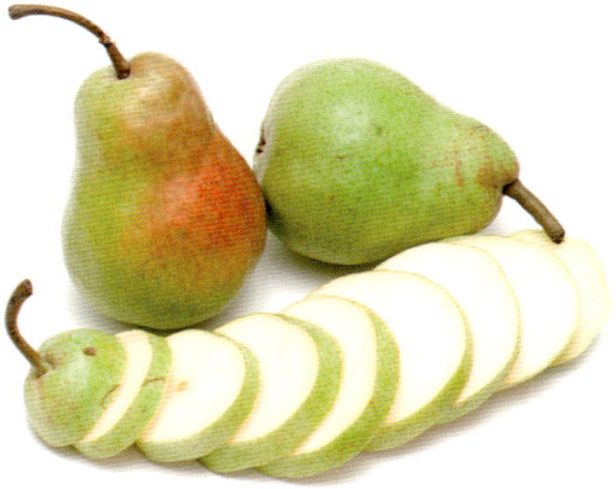

主な効果

洋梨はカリウム、銅、食物繊維、クエン酸、アスパラギン酸、ソルビトール、強い抗酸化作用のアルブチン、ポリフェノールのアントシアニン、フラボノールなどを豊富に含みます。洋梨に含まれるプロテアーゼはタンパク質の消化を助けます。

洋梨を食べると、口中に清涼感が広がります。それはソルビトールという天然の甘味料で、これが口の中に冷たさを感じさせます。この成分は脂質やデンプンの酸化を防ぐ作用があり、便通をよくしてくれます。
また、カルシウム、カリウム、食物繊維が多く、高血圧抑制やコレステロール低下作用、整腸作用、大腸がんの予防にも有効です。
消化酵素のプロテアーゼはタンパク質の消化を助け、アスパラギン酸は、疲労物質を排出し、クエン酸も手伝って、疲労回復、夏バテ改善に効果があります。
また、強い抗酸化作用のあるフラボノールやアントシアニンなどのポリフェノールも豊富なので、免疫力を高め、アンチエイジング効果も期待できます。
洋梨に含まれる美肌成分アルブチンは、しみやそばかすの原因であるメラニン色素を合成するチロシナーゼという酵素の働きを抑え、肌を美しく保つ手助けをします。

RECIPE

白ワインで洋梨のコンポート

- 洋梨…6個
- 砂糖…150g
- 水…600cc～
- ワイン…300cc～
- レモン…1/2個分
- 八角…2個
- シナモンスティック…1本

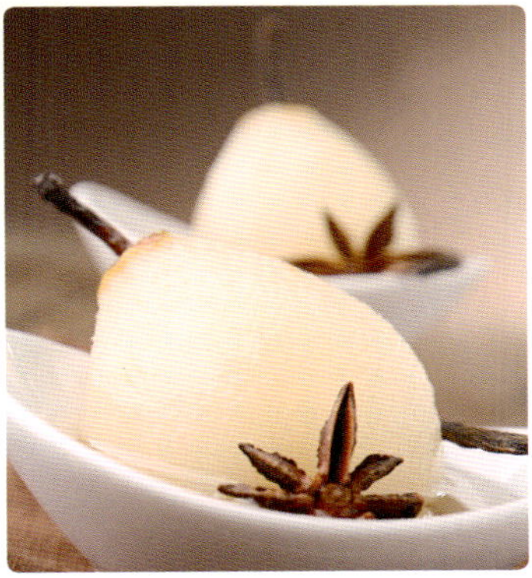

1　洋梨の皮をむく。洋梨を半分で煮る場合は縦に切り小さじスプーンで芯をくり抜く。レモンは1cmの輪切りにする。
2　鍋に洋梨以外の材料を入れ、中火にかけ砂糖をとかす。
※丸ごと煮る場合は洋梨がきっちり入る大きさの鍋がいいです。
3　洋梨に汁が被るように並べ、煮立ったらアクをとりのぞく。
4　弱火にして、クッキングペーパーで落とし蓋をし、時々汁をかけながら40分～1時間ほど煮て、触ってみて柔らかければ火を止め、鍋のまま冷まします。

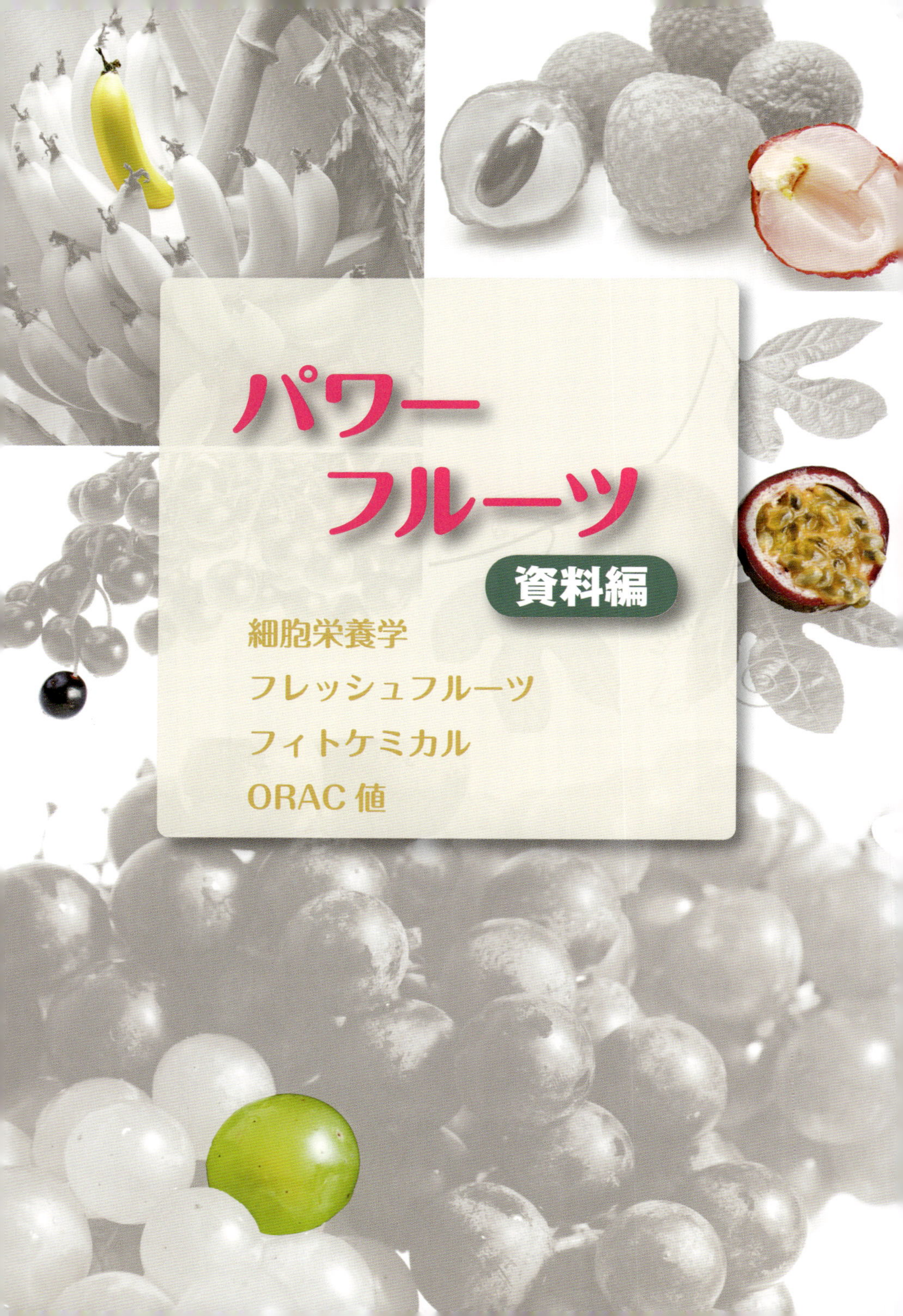

パワーフルーツ

資料編

細胞栄養学

フレッシュフルーツ

フィトケミカル

ORAC値

細胞栄養学

人間の体は成人で約73兆個ある細胞が結びついて構成されています。

私たちが毎日食事をして、栄養をとり込み、老廃物を排出しているように、一つひとつの細胞も栄養をとり込み、老廃物を排出しています。

細胞を包んでいるのは細胞膜です。この細胞膜がフィルターの役割をしながら、体液によって運ばれてくる栄養だけをとり込み、細胞内部で栄養を消化して生み出された老廃物を排出しています。

この細胞膜が、さまざまな要因により酸化すると目詰まりを起こすようになります。細胞膜が酸化することによって、必要な栄養をとり込む量が減っていってしまうのです。栄養が十分に取り込めなくなれば、細胞の健康は損なわれてしまいます。さらに、硬化した細胞膜は老廃物を排出する機能も低下してしまいます。栄養が取り込めず、老廃物のたまった細胞は不健康な状態になっていきます。

この細胞は、私たちがとり込んでいる空気や水を始め、食生活状態やストレスに大きく影響を受けます。慢性的な疲労の蓄積やストレスは、細胞膜を不健康にします。

つまり人間の体は酸化することによって老化が進んでいくのです。しかし、ほとんどの細胞は再生されます。きちんとした栄養をとり込んでいれば、健康な細胞が再生され、老化を食い止めることができるのです。

細胞膜は、飽和脂肪酸、不飽和脂肪酸、アミノ酸、コレステロールによって作られています。

パワーフルーツは、この中でも不飽和脂肪酸、アミノ酸を豊富に含んでいます。パワーフルーツを組み合わせて食べることによって、細胞の酸化を防ぎ、細胞を蘇らせてくれるのです。特に果物にはこの抗酸化の力が強いといわれています。

酸化され老化した細胞は、栄養を取り込めずに消費能力が下がっていってしまいます。

栄養の分解が進まないということは、発熱量が下がるということになります。つまり体を温める熱が生み出されなくなってくるという事になります。これが低体温症です。

人間の体温は成人で36度5分が良いとされています。

しかし、寝ている時に体温は約1度下がります。健康体36度5分の体温の人が寝ている時には、何と体温は35度5分。実はこの35度5分というのは、ガン細胞が一番活発に活動をする35度3分前後の限界温度といわれています。

細胞の老化が進むと、代謝が悪くなり、体温は低下し、免疫力も低下します。さらに細胞の活動は悪くなり、栄養の吸収が悪くなります。その結果、健康な細胞がなかなか再生されないというマイナスの連鎖が起こるのです。

この連鎖を断ち切って、健康というプラスの連鎖を生み出す手伝いをパワーフルーツがしてくれるのです。

なぜフレッシュフルーツなのか

身体に必要なビタミン、ミネラルのお話しをすると、サプリメントを飲んでいるから大丈夫という人がいます。

私も以前はサプリメント愛用者でした。サプリメントを健康維持のために飲んでいたのです。

しかし、健康を維持する為とはいえ多くの種類と数、抵抗を感じる大きさ、何より負担を感じる金額。楽しみもなく、これでいいのかと考え始めました。また、サプリメントを飲むことが出来る年代が限られ、赤ちゃんや高齢者の方は、粒の大きなサプリメントを飲み込むことが出来ません。

五感の一つの味覚、おいしさというような楽しみは、皆無でした。そのような理由から、だんだんとサプリメントに対して疑問を持つようになっていったのです。

私は天から与えられた五感を楽しんで生きるべきだと考えています。食べるものにしても、目で楽しみ、手触りを、香りを楽しみ、味覚で楽しむことがあって、本当に美味しいという感動があると思うのです。

もっと、身体の底から喜びのある栄養を摂取する方法を考えた時に、故アーサー・ファースト博士の言葉が甦ったのです。

「ノブ、果物は体にいいんだ。君も食べなさい」

こうして私はフルーツに目を向けるようになりました。

すると、フルーツにはサプリメントで補給していた不飽和脂肪酸、アミノ酸、ビタミン、ミネラル、酵素、繊維質がフルーツに豊富に含まれていることが分かってきました。

しかも、フルーツには天然の甘み、美しい色合いと食欲をそそる香りがあります。赤ちゃんから高齢の方まで、楽しんで健康のために栄養を身体に取り入れるにはフルーツしかないと考えるようになったのです。

フルーツのビタミン・ミネラルには、熱によって効果を下げてしまうものもあります。

また最近では、食物が持つ、加熱によって失われがちな酵素やビタミン、ミネラルなどを効率よく摂取することを目的として、食材を極力生で摂取するローフードが注目を浴びています。身体の健康のためにパワーフルーツを組み合わせて、楽しみながら食べてください。

フィトケミカルの力

パワーフルーツから得られる抗酸化成分に高い抗酸化作用が認められ注目されています。

赤ワインやチョコレートに含まれていると人気を集めたポリフェノールは、この抗酸化成分の一つです。

最近ではレスベラトロールというポリフェノールの成分が遺伝子細胞に働きかけ、老化のスピードを遅らせ、認知症の予防と改善に役立つといった研究報告も発表されています。これら植物由来の成分は「フィトケミカル(ファイトケミカル)」と呼ばれています。

フィトケミカルの「フィト」とは、ギリシャ語で「植物」を意味します。フィトケミカルは、野菜、果物、豆類など、植物中に含まれる微量成分で、植物自身が太陽の紫外線などの有害光線や、ウイルスや害虫などから身を守るために作り出しています。

フィトケミカルは、多くが植物の持つ色素や渋み、アク、香りなどの成分で、体内に入るとビタミンに変化するものなどもあり、抗酸化作用だけではなく、免疫力の向上や抗アレルギー作用など、様々な健康への効能があるといわれて注目を集めているのです。栄養素としてはまだ認定されていませんが、今、フィトケミカルは全世界で注目の的となっています。

現在、注目されている成分のリコピン、カテキン、大豆イソフラボン、ポリフェノールのアントシアニンなども、フィトケミカルに属します。

フィトケミカルは現在はおよそ1万種以上あるといわれています。まだまだ発見されていない成分もたくさんあります。

フィトケミカルは、体内での働きもさまざまですから、これを多く摂取するためにはバラエティーに富んだ果物や野菜をとることが最大のコツです。フィトケミカルは、有効時間が短いので、少しずつでも毎日食べることが重要です。

ORAC 値

ORAC は、米国立老化研究所によって 1992 年に開発され、米国農務省によって改良が進められてきました。
その値は食品やサプリメントの抗酸化力を科学的に分析する基準として、米国を中心に世界的に用いられています。
米国では既に ORAC 値を表記した食品が多く、消費者にその食品がどの程度の抗酸化力を有するかを具体的な数値で示しています。

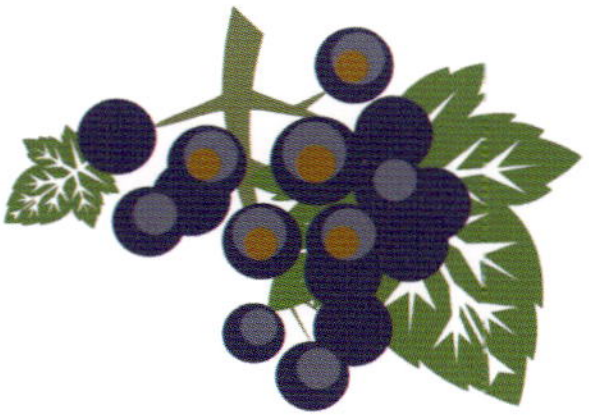

主なフルーツの ORAC 値

（マイクロモルTE / g）

フルーツ名	ORAC 値
アサイー（フリーズドライ）	1027
アサイー（フレッシュ）	185
アロニア	160
クランベリー	95
バオバブ	250
ブルーベリー（野生種）	93
プルーン	62
ドライプルーン	81
ブルーベリー（栽培）	65
ブラックベリー	53
クロスグリ	101
マキベリー	276
ラズベリー	49
リンゴ	43
洋梨	29
オレンジ	18
ブドウ（赤）	13

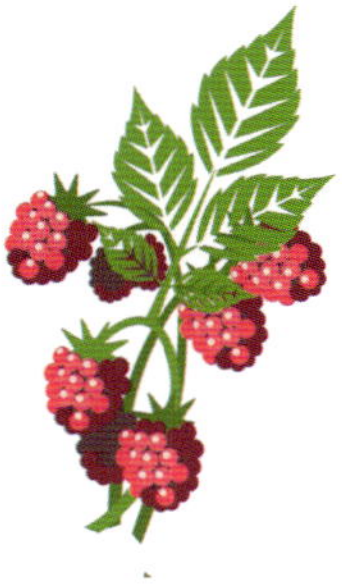

US Department Of Agriculture(USDA)ORAC VALUES OF Selected Foods 2005、2007、2010
2007 USDA ORAC Report
independent lab report from Brunswick Laboratories

おわりに　パワーフルーツとの出会い

学生時代から体力には自信がありましたが、身体のケアをするという事はあまり気にしていませんでした。

29歳で結婚し、待望の子供を授かりました。しかし、子供には生まれた時からアレルギーの症状が出ていたのです。

当時、私は暴飲暴食と不規則な生活から肝臓病の一歩手前の健康状態、妻はひどい花粉症に低体温症だったのが原因だと後に分かりました。

アレルギーでかゆがる赤ちゃんを抱えて、小児科に相談をすると、ステロイド剤を処方されました。かゆみのある部位以外には、害があるので塗らないようにといわれ、とても恐ろしく使う気にはなれませんでした。

西洋医学では無理かもしれないと思い、代わるものを探していると、妻の知人が漢方医をしていることが分かり、そこに相談をしました。赤ちゃんは薬を飲むことができません。

そこで、処方された漢方薬を煮出し冷まして飲ませました。何度もむせては吐き出すという繰り返しでした。

そんな中、知人から薬は所詮、対処療法に過ぎず飲み続けて良いはずが無い、とサプリメントを薦められたのです。サプリメントを妻が飲み、母乳で赤ちゃんに栄養を与えるという方法をとりました。そのサプリメントにより次第に赤ちゃんの体質も変化し改善が見られていったのです。

赤ちゃんの体質改善と同時に親である私たちの体質改善の大

切さを痛感し、複数のサプリメントを試し続けました。そのお陰で二人目の赤ちゃんは健康で誕生してきてくれたのです。

恩恵を受けたそのサプリメントの開発者であり、世界で初めて経口投与の抗がん剤を開発した細胞栄養学、毒性学の権威、故アーサー・ファースト博士との出会いをいただき、同じ会社で仕事をする機会にも恵まれ、博士から沢山の知識を得ることが出来ました。博士と食事を一緒にすると、博士がいつも山盛りの果物を食べていることに気がつきました。

「ノブ、果物は体にいいんだよ。君も食べなさい」

博士は、ことあるごとにそう言い、私に果物を勧めてくれたのです。

「人間の体は、口から入るものでできているんだよ。体によいものを食べるようにしなければならないよ」

この言葉は、今でも記憶に鮮明に残っています。この博士の考え方は、細胞栄養学の基本的な考え方を表しています。

細胞栄養学という博士の考え方に出会い、また果物を勧められたことによって、私は一気に果物に対する興味を持ち、今に至ります。

日本にある果物だけではなく世界中の果物は昔から民間医療の一環として利用されてきました。パワーフルーツは、大自然からの贈り物です。皆さんの健康維持にパワーフルーツを紹介した本書がお役に立てれば幸いです。

田中伸義

写真提供

青葉貿易株式会社（マキベリー）
アマゾンカムカム株式会社（カムカムフルーツ）
株式会社エコロジーヘルスラボ（バオバブ）
http://www.shutterstock.com
across, Adisamatin, Againstar, Alex Staroseltsev, alexkar08, Alfonso de Tomas, Allapimm, Andrew Buckin, Andy Magee, Ann Louise Hagevi, Anna Kucherova, Anna Moritz, Avdeenko, Barbro Bergfeldt, Bettina Baumgartner, blinow61, Bogdan VASILESCU, Brandon Bourdages, Brzostowska, Calek, Carly Rose Hennigan, CGissemann, Charlotte Lake, ck., CSKN, Cuson, David Koscheck, David Thyberg, Dimanchik, Dionisvera, Dmitry Melnikov, Dream79Viktor1, Dreamframer, Drozdowski, Elena Grigorieva, ElenaGaak, Elnur, emberiza, foto76, fotohunter, Fotokostic, frostova, Gabriel Nardelli Araujo, Gayvoronskaya_yana, goran cakmazovic, guentermanaus, Heike Rau, Henrik Larsson, HLPhoto, HLPhoto, hvoya, Igor Normann, Ildi Papp, infografick, Ingrid Balabanova, inxti, J.Bicking, Jeehyun, JIANG HONGYAN, Johan Larson, Joy Fera, Julia Zakharova, Kletr, Krafete, Laitr Keiows, larus, Lepas, LianeM, Lidara, Lijuan Guo, Isantilli, Lu Wenjuan, Lynn Whitt, M Rutherford, macka, Marek R. Swadzba, margouillat photo, MarkMirror, Marta Teron, Martin Darley, Maslov Dmitry, matin, matka_Wariatka, Max Lindenthaler, mexrix, Michal Filip Gmerek, Monkey Business Images, MrKornFlakes, Nikita Chisnikov, Ortodox, Pakhnyushcha, Peter zijlstra, Polushkin Ivan Nikolaevich, Riley MacLean, rj lerich, Roberto Chicano, sarsmis, Sebastian Duda, Shebeko, Smit, Sven Hoppe, Tamara Kulikova, Teze, Tobik, Tomislav Pinter, troyka, Valentina_G, vallefrias, Vivite, Volosina, Wiktory, xjbxjhxm123, Yuri Arcurs,
©Quinn Norton 2004, ©Mateus Hidalgo2007, ©Paul1442005, 2006, ©Alexandre Campolina Campola 2007

参考文献

『あたらしい栄養学』松田早苗　吉田企世子（高橋書店）

『アントシアニン一食品の色と健康』大庭 理一郎（建帛社）

『フルーツ・ハンター』アダム・リース・ゴウルナー（白水社）

『見直そう！くだもののちから』田中敬一（日本園芸農業協同組合連合会）

『みんなの趣味の園芸』（NHK 出版）

『メディカルハーブの事典』林真一郎著（東京堂出版）

『免疫力アップジュース』阿部良　大越郷子（西東社）

『野菜＆果物図鑑』ファイブ・ア・デイ協会　若宮寿子（新星出版社）

筆者紹介

田中 伸義（たなかのぶよし）

パワーフルーツ研究家

1957 年生まれ

アトピーで誕生した子供と家族の健康を取り戻すため、身体のメカニズムを独学で習得。健康の基本は「細胞の代謝にある」と抗がん剤を開発した故アーサー・ファースト博士に師事。細胞膜の柔軟性が健康の鍵を握ることを学び、23 年の細胞栄養学のキャリアを持つ。

パワーフルーツハンドブック

ーこころとからだにおいしいー

2012年3月10日　初版第一刷発行

著　者　田中伸義

発行人　桑田 篤

発行所　ATパブリケーション株式会社

〒104-0061 東京都中央区銀座1-20-14

KDX銀座一丁目ビル8F

TEL：03-3536-5478　FAX：042-977-1088

http://www.atpub.co.jp

印刷・製本　三松堂印刷株式会社

ISBN 978-4-906784-05-9

装　丁　南 貴之 (4U design)

本文デザイン・DTP　メイテック